U0235647

眼表疾病临床系列

眼科临床指南解读
细菌性角膜炎

孙旭光 编著

人民卫生出版社

图书在版编目（CIP）数据

眼科临床指南解读 . 细菌性角膜炎 / 孙旭光编著 . —北京：人民卫生出版社，2017

ISBN 978-7-117-24578-4

Ⅰ. ①眼…　Ⅱ. ①孙…　Ⅲ. ①角膜炎 - 诊疗 - 指南

Ⅳ. ①R77-62

中国版本图书馆 CIP 数据核字（2017）第 112469 号

人卫智网	**www.ipmph.com**	医学教育、学术、考试、健康，购书智慧智能综合服务平台
人卫官网	**www.pmph.com**	人卫官方资讯发布平台

眼科临床指南解读　细菌性角膜炎

编　　著：孙旭光
出版发行：人民卫生出版社（中继线 010-59780011）
地　　址：北京市朝阳区潘家园南里 19 号
邮　　编：100021
E - mail：pmph @ pmph.com
购书热线：010-59787592　010-59787584　010-65264830
印　　刷：北京盛通印刷股份有限公司
经　　销：新华书店
开　　本：710×1000　1/16　印张：8
字　　数：99 千字
版　　次：2017 年 6 月第 1 版　2020 年 7 月第 1 版第 4 次印刷
标准书号：ISBN 978-7-117-24578-4/R·24579
定　　价：88.00 元

打击盗版举报电话：010-59787491　E-mail：WQ @ pmph.com
（凡属印装质量问题请与本社市场营销中心联系退换）

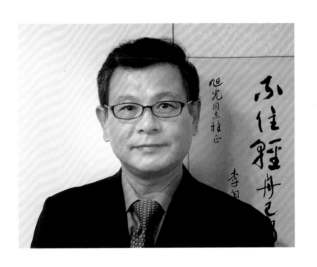

孙旭光,首都医科大学附属北京同仁医院眼科中心、北京市眼科研究所基础部主任、眼科微生物室主任、研究员、博士生导师。主要从事角膜病及感染性眼病等临床与基础研究工作。现任中华医学会眼科学分会专家会员、亚洲干眼协会理事,发表专业文章百余篇,主编专著6部。

细菌性角膜炎是眼科常见疾病。由于急性化脓性细菌导致的角膜感染，具有起病急和病情发展迅速的特点，因此被列为眼科常见的急症之一，其诊治的及时性对病人预后的影响极大。临床医生在接诊此类病人后，往往没有更多的时间等待实验室检查结果，就需要迅速作出初步临床诊断，并且立即给予病人合理的治疗，在治疗过程中，又需要对治疗效果作出及时准确的判断，这可以说对于眼科医生是个不小的挑战。

细菌性角膜炎临床诊断的依据主要来自对病人危险因素、起病过程和病情进展速度的了解，以及角膜化脓性病灶的观察。这些需要依靠临床经验的判断，主要来自医生自己临床实践的积累、对文献发表的大宗病例的临床总结，以及对实验室细菌检查结果的回顾性分析。为了能够更好地提高细菌性角膜炎的临床诊断与治疗水平，美国眼科学会组织了有关角膜病专家，从已经发表的科学文献中凝练出了科学依据，再结合专家们的临床实践经验，经过深入分析与讨论，制定出了《眼科临床指南》中细菌性角膜炎的内容。

《眼科临床指南》中明确指出，其编写目的是为临床医生提供诊治疾病的指导性建议和方案，以提高其对细菌性角膜炎的诊断与治疗水平，为病人提供高质量的医疗服务。难能可贵的是《眼科临床指南》不仅为临床医生提供了疾病的诊治原则以及具体诊治方案或建议,而且对重要的方案或建议还标注了其重要性等级,以及支持这些重要性等级的科学证据的分级,为临床医生在复杂的诊治过程中进行判断与选择提供了很好的参考。

美国眼科学会出版的英文版《眼科临床指南》,已经由中华医学会眼科学分会组织、赵家良教授负责编译出版了中文版。无疑,中文版《眼科临床指南》细菌性角膜炎的内容,给我国眼科医生提供了疾病诊断与治疗的正确方向或路径。但是,也应该看到,我国细菌性角膜炎病人的致病危险因素、致病细菌种类以及细菌耐药性等与国外报道存在一定的差异,而且细菌性角膜炎本身的临床表现及诊治过程较为复杂。因此,为了使医生能够具体地掌握运用《眼科临床指南》提供的诊治原则及方案措施,解决我国病人的实际问题,本书著者对近年来北京市眼科研究所角膜细菌种类及耐药性资料进行汇总,并结合个人的临床经验,兹得到人民卫生出版社的立项支持,故将其编著成书。这既是著者对《眼科临床指南》深入学习和临床经验的总结,也是与眼科同事们分享交流的良好机会。

常言道:"在浩瀚的科学海洋中,个人的学识和经验充其量只可谓一滴水。"所以,本书内容一定存在着局限性,甚至有不确之处,承望眼科同事们予以批评指正。

在本书出版之际,首先对北京市眼科研究所眼微生物室的前辈金秀英教授和张文华教授表示衷心的谢意,是她们不懈的努力,给眼微生物室感染性眼病的工作打下了坚实与良好的基础。

同时,衷心感谢我的同事王智群、张阳、梁庆丰、邓世靖及殷晓棠为本书提供相关资料;感谢已经毕业的研究生梁艳闯、赵慧英、侯文博及王丹提供的实验研究数据;感谢曲景灏、张晓玉和宋文秀对本书数据、文字及图表的细心复核与校对;感谢首都医科大学附属北京同仁医院眼科中心角膜病组的同事们在典型病例的提供中给予的热忱支持;最后,要感谢我们的病人在疾病诊断与治疗当中给予的积极配合与理解。

孙旭光

2017 年 1 月 8 日

目录

扫一扫,观看网络增值资源

第一章

总 论

PPT- 细菌性角膜炎
《眼科临床指南》解读

第一节 概论

美国眼科学会编辑出版的 *Preferred Practice Patterns*（PPP）为临床指导性文件，其中文译本的书名为《眼科临床指南》（下文简称《临床指南》）。该《临床指南》的宗旨是将科学文献中所凝练出的科学证据与眼科临床实践经验相结合，指明疾病诊断与治疗的正确方向或路径，以提高临床医生的诊治水平，为病人提供高质量的医疗服务。

《临床指南》是在美国眼科学会的支持与关注下，由中华医学会眼科学分会组织，赵家良教授主持编译完成的。由于美国眼科学会定期对 *PPP* 的内容进行修订，以期能不断补充最具有科学性证据的建议，因此，《临床指南》也在 2006 年第 1 版的基础上，于 2013 年出版了第 2 版。《临床指南》第 2 版共包括十八册的内容，细菌性角膜炎为第十册，本专著旨在针对细菌性角膜炎的相关内容进行解读。

为了使临床医生能够更好地理解和运用《临床指南》，有必要首先对《临床指南》的定义、编写目的与原则，以及编写过程等进行简要的介绍。

一、什么是"临床指南"

根据《辞海》（第 6 版）（上海辞书出版社）的解释，"指南"一词的原意为指南针，常比喻正确的指导。也有将"指南"解释为人们辨别方向的依据，后引申为指导性文件或资料。依此，"临床指南"便可定义为：提供给临床医师，用于医疗实践的指导性文件，其特点是指明疾病诊断与治疗的正确方向或路径。一般情况下，"临床指南"的内容可以分为原则性指导和具体方法性指导两个方面。

在实际临床工作中,除了"临床指南",我们还经常见到"临床规范与专家共识"。根据个人的理解,在这里简要解释一下"临床规范""临床指南"及"专家共识"之间的区别。

"临床规范"的含义是按照既定的临床标准进行操作,如手术操作规范或诊疗规范等,可视为临床常规操作的标准。规范往往是由卫生主管部门责成相关专家委员会讨论制定而成,对临床相关操作或诊疗过程具有一定的约束作用。

"临床指南"是临床指导性的文件,其提出的诊治原则与方法适用于大多数病人的诊治,尤其是其中提出的诊疗方法,对临床实践具有很好的指导意义,临床医生在医疗实践中应该予以遵循。

"专家共识"是一组专家主要根据自己的临床经验,针对某个或某些临床问题,经过讨论达成的共同认识。一般是在临床上围绕这些问题存在不同认识,或有不同诊疗方案,而且这些不同导致了临床医生难以抉择时,才通过讨论的形式来达成多数专家的一致性认识或意见,以便临床医生加以参考。

二、临床指南是由谁编写而成的

美国眼科学会出版的《临床指南》是"由学识渊博的卫生专业人员组成的专家委员会,以所能利用的科学资料作为基础制定而成"。譬如,《临床指南》中细菌性角膜炎的内容,是由美国眼科学会组织 8 位知名角膜病与外眼病专家,共同讨论与撰写而成。在编写过程中,还有 8 位眼科临床指南编写委员会成员以及 6 位美国眼科学会职员参与编辑工作。当所编写的内容完成后,还将其送给了其他相关的学术团体和学术组织的有关专家,由他们进行审阅及修改后才最终定稿。

三、临床指南编写的目的

编写"临床指南"的目的是"为高质量的临床医疗服务提供指导"。具体地说,"临床指南"是通过提供诊疗原则及具体诊治方法的指导性建议和方案,提高临床医生对疾病的诊断与治疗水平,为病人提供高质量的医疗服务。譬如,在《临床指南》中,对细菌性角膜炎的发病率、致病细菌种类与分布、临床特征、诊断依据、实验室检查及治疗方案等方面,均提出了原则性指导意见与建议,以及某些具体治疗措施,对临床医生提高细菌性角膜炎诊治水平,无疑会有良好的帮助。

然而,专家委员会也同时指出,"《临床指南》的内容适用于大多数病人的疾病状况,但不可能对所有的病人适用,而且指南并不是任何情况下都必须遵守的医疗标准。"初看这段叙述,读者可能会感觉专家委员会在规避风险,但是细细想来,在临床疾病的诊断与治疗过程中,无论是哪个指南或规范,都不可能适用于所有的病人,这是由于对疾病的认识需要有不断深入的过程,以及病人个体差异所决定的。所以,在临床实践中,既要依据临床指南提供的指导原则和方法进行诊治疾病,又要根据病人的具体情况,综合给出最适合个体病人的诊治方案。也正是充分考虑到临床问题的复杂性,专家委员会还提出,在优先考虑病人需求的基础上,为进一步提高疾病的诊疗水平,应鼓励临床医生在临床实践中有所创新。

四、临床指南编写的原则

在编写《临床指南》的细菌性角膜炎内容时,专家委员会提出了编写

的三个原则,简要概括如下:

1. 实用性原则　即密切结合临床相关问题,《临床指南》所选择的内容均具有高度临床针对性。由于临床指南的读者对象主要为临床医师,故将临床实用性放在编写原则的第一位,其理由不言而喻。

2. 重要性分级原则　所谓重要性分级是指《临床指南》对所提出的建议、方案或方法措施的重要程度均进行了等级划分。譬如,在细菌性角膜炎中,专家委员会将重要性程度划分为 3 个等级:A 级为最重要;B 级为中等重要;C 级为相关,但不是关键。

重要性程度的等级划分的实际意义在于,在疾病诊疗中,各种建议、方案或方法措施的重要性不同,对其重要性程度加以权重,可以使临床医师在实践中有所侧重。譬如,在"诊断"的"病史"中,配戴角膜接触镜史一项的后面标注了"[A:]",其含义是在诊断细菌性角膜炎时,病人有配戴角膜接触镜病史,对于建立临床诊断是非常重要的。因为绝大多数细菌性角膜炎的发生均有危险因素存在,在发达国家,配戴角膜接触镜是首位危险因素。在我国,外伤是细菌性角膜炎的第一位危险因素。然而,近年来,随着我国配戴角膜接触镜人群不断增加,其所致的细菌性角膜炎病例有增多趋势,因此也应该引起眼科医生的重视。临床医生对《临床指南》中标注为 A 级的建议、方案或方法措施,在临床实践工作中应优先考虑,给予特别注意。

3. 科学依据强度分级原则　在《临床指南》中,专家委员会不仅对诊断与治疗的建议、方案或方法措施的重要性程度进行了分级,而且对确定其重要性等级所依证据的科学性也进行了强度分级。具体分为三级,分别为 I 级、II 级及 III 级,依次解释为:I 级为有科学性强的证据支持;II 级为有科学性一般的证据支持;III 级为证据的科学性有待进一步验证。专家委员会还对各科学依据强度级别的含义给出了具体的解释:

Ⅰ级：科学性强，指科学证据来自至少一项设计周密、实施准确、随机对照的临床试验研究的结果；或来自对随机对照试验研究结果进行的荟萃分析。简而言之，专家委员会认为，只有那些以随机对照的临床试验研究结果为依据所提出的建议、方案或方法措施，其科学性才是最强的。譬如：《临床指南》在"诊断试验"的"培养和涂片检查"中提出，"无论在哪种情况下，角膜标本都应当立即送到实验室培养。"这项建议的后面标注了"[A:I]"，其意义是，当医生采集了病人角膜标本后，应该立即将其送至实验室进行检验，这一条不仅在临床诊断中是最重要（[A:]），而且支持其是最重要的科学依据也是最强的，为Ⅰ级。

Ⅱ级：科学性一般，是指科学证据来自以下研究结果：①非随机对照研究；②队列研究或病例对照研究，最好为多中心研究；③有或无干预措施的、多时间点的系列研究。以上述三项中任何一项研究结果为依据所提出的建议、方案或方法措施，均视为科学性Ⅱ级。比较Ⅰ级的科学性来看，Ⅱ级的科学性为一般。譬如，《临床指南》在"治疗"的"首次治疗"中提出，"对于淋病奈瑟球菌性角膜炎的病人，全身治疗是必需的。"其后面标注为"[A:Ⅱ]"，说明此治疗措施是最重要的（[A:]），但是支持其重要性程度的科学证据来自非随机对照研究，所以其证据的科学性为Ⅱ级。

Ⅲ级：指科学性有待进一步验证，是指科学证据来自描述性研究、病例报告或专家委员会／专家组织的报告（如专家共识或专家论坛等）。Ⅲ级的科学性需要进一步研究证实，说明其依据的科学性存在不足。譬如，《临床指南》在外眼检查一节中提出，"除角膜检查之外，必须进行外眼检查，并特别注意下列各项：包括皮肤病及全身状态的检查。"其后面标注"[B:Ⅲ]"，说明此项建议的重要性中等，而且其依据的证据的科学性仍需要进一步研究证实。

由此看出，在阅读《临床指南》时，读者不仅需要注意每项建议、方案或方法措施在临床实践中的重要程度，而且还要注意支持其重要程度的依据的科学性等级。对于那些科学性需要进一步证实的建议、方案及方法措施,在临床实践中需要继续深入探索与研究。

本节要点

1.《临床指南》是眼科实践的指导性文件,其目的是提高临床医生对疾病的诊治水平,为病人提供高质量的医疗服务。

2.《临床指南》中的建议和诊疗方案,有不同的重要性等级及科学性强度的分级。

3. 临床指南的内容适用于大多数病人的疾病情况,但不可能适用于所有病人的疾病状况。临床医生在《临床指南》的指导下,要根据每位病人的具体情况,综合给出最适合的诊治方案。

第二节　细菌性角膜炎的定义及流行病学

一、疾病定义

《临床指南》中将细菌性角膜炎定义为:由于细菌感染所致的角膜感染性疾病。由于正常角膜是透明且无血管的组织,一旦发生细菌感染,如果不及时诊断与治疗,不仅角膜组织会遭受破坏甚至穿孔,而且感染可能向眼内扩散,进一步引起眼内感染,严重影响病人的视功能,因此,角膜细菌感染是眼科急症。

角膜细菌感染多始发于角膜中央或旁中央区(图 1-2-1),少数也可始发于角膜周边区(图 1-2-2)。细菌性角膜感染的病灶形态呈多样性,可为圆形、椭圆形、条状或不规则样。另外,病灶的深浅也可不一,因此,《临床指南》中指出,细菌性角膜炎的病种定位包括:角膜溃疡、非特异性角膜溃疡、边缘性角膜溃疡、环形角膜溃疡、中央区角膜溃疡、前房积脓性角膜溃疡、穿孔的角膜溃疡、角膜脓肿(脓疡)及角膜浸润,以上所述的病名均为以角膜病灶的形态、部位及病理特征为依据所做出的临床诊断,其含义是在首诊病人时,在没有取得微生物检验报告证实为细菌感染前,临床

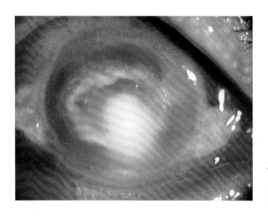

图 1-2-1 中央区细菌性角膜溃疡

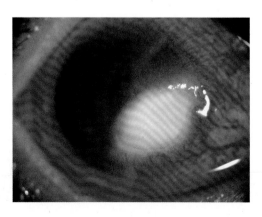

图 1-2-2 边缘性角膜溃疡(细菌性)

医生可以根据临床表现,按上述病名进行细菌性角膜炎的临床诊断。

在临床实践中,我们通常按以下病名进行临床诊断:

(1) 角膜溃疡,原因待查,细菌性?

(2) 角膜炎,伴前房积脓,原因待查,细菌性?

(3) 角膜溃疡,角膜穿孔,原因待查,细菌性?

待实验室检验结果证实为细菌感染时,再修改临床诊断为病因学诊断,即细菌性角膜炎。

二、流行病学

1. 发病率　细菌是化脓性角膜炎的最常见病原体之一,也是主要的致盲眼病。

到目前为止,其确切发病率尚不清楚。美国北部的县级调查所提供的资料显示,在 20 世纪的 50 年代到 60 年代,该地区的细菌性角膜炎的发病率为 2/100 000 至 11/100 000,时至 80 年代,随着角膜接触镜的广泛应用,细菌性角膜炎的病人数量不断上升,配戴角膜接触镜导致的细菌性角膜炎发病率为 10/100 000~30/100 000。

在一些发展中国家,细菌性角膜炎是角膜盲第一位的原因。资料表明,全球估计已有数十万人由于细菌性角膜炎导致角膜混浊,而引起视觉功能障碍。如果按照美国报道的 11/100 000 发病率计算,全世界每年约有 55 万细菌性角膜炎的病人。到目前为止,我国尚无细菌性角膜炎人群中发病率的报道。由于我国人口数占到全球人口数的四分之一,所以简单地按人口基数来推算,我国每年大约有十几万细菌性角膜炎的病人。

《临床指南》中提到美国估计每年有 30 000 人罹患角膜微生物感染(包括细菌、真菌、阿米巴原虫),但是并没有提示细菌性角膜炎在其中的比例,所以难以确定细菌性角膜感染病例数。北京市眼科研究所眼微生物实验室检查的结果提示,在角膜微生物感染中,细菌所致的角膜炎占40.09%,真菌性角膜炎占55.32 %,阿米巴角膜炎占4.59%。但是,这只是依据实验室检验结果给出的百分比数字,而细菌性角膜炎在我国人群中的患病情况,以及角膜细菌感染在感染性角膜炎中所占比例,均需要流行病学的调查结果予以证实。

2. 患病人群分布特征 《临床指南》中并未明确指出细菌性角膜炎好发年龄及性别差异,北京市眼科研究所2006~2016年角膜细菌统计资料显示:

(1)年龄分布:细菌性角膜炎在各个年龄组的人群均可发生。但是各个年龄组中,导致角膜炎的常见细菌的种类稍有不同(表1-2-1)

表1-2-1　不同年龄组细菌革兰氏染色及形态分布

年龄组	革兰氏阴性杆菌	革兰氏阴性球菌	革兰氏阳性杆菌	革兰氏阳性球菌	合计例数
儿童	34(21.3%)	4(2.5%)	17(10.6%)	105(65.6%)	160
青少年	10(22.2%)	0(0.0%)	3(6.7%)	32(71.1%)	45
成人	191(26.9%)	7(1.0%)	72(10.2%)	439(61.9%)	709
老年	97(27.7%)	2(0.6%)	39(11.1%)	212(60.6%)	350

(2)性别分布:细菌性角膜炎病人中,男性的比例高于女性,但是致病菌的种类并无明显差别(表1-2-2)。

表1-2-2　不同性别病人细菌革兰氏染色及形态分布

性别	革兰氏阴性杆菌	革兰氏阴性球菌	革兰氏阳性杆菌	革兰氏阳性球菌	合计例数
女性	140(27.8%)	6(1.2%)	50(9.9%)	308(61.1%)	504
男性	192(25.3%)	7(0.9%)	81(10.7%)	480(63.2%)	760

　　(3) 危险因素:正常情况下,角膜极少发生细菌感染,细菌性角膜炎的发生绝大多数都有危险因素存在。在临床实践中发现,如果没有危险因素,一般情况下不会发生细菌性角膜感染。

　　《临床指南》中将主要危险因素归为四类:

　　1) 外源性因素:主要包括外伤、配戴角膜接触镜、眼部手术,以及药物相关因素等。

　　2) 眼表疾病:主要包括泪液缺乏、眼睑异常以及邻近组织感染的扩散等。

　　3) 角膜上皮异常:主要包括神经营养性角膜病变、反复发作的角膜上皮病变、病毒性角膜炎继发感染,以及大泡性角膜病变等。

　　4) 全身疾病:主要包括:代谢性疾病,如糖尿病、消耗性疾病(如营养不良)、免疫功能低下、皮肤疾病、血管胶原病,以及颅脑神经手术后等。

　　任何能够破坏泪膜、角膜上皮细胞、角膜缘血管以及角膜内皮细胞完整性的因素均可破坏角膜上皮的屏障功能,为细菌感染提供机会。

　　在我国,最常见的危险因素包括:外伤、配戴角膜接触镜、眼表疾病、角膜及其它眼部手术、局部或全身性疾病等。

　　临床实践中,可将我国细菌性角膜炎的危险因素归纳为三个大类:

　　1) 外源性危险因素(主要包括外伤、配戴角膜接触镜、眼部手术,以及药物相关因素等)。

　　2) 眼局部疾病相关性危险因素(眼表疾病和角膜上皮病变等)。

　　3) 全身疾病相关性危险因素(如糖尿病和甲亢等)。

　　在细菌性角膜炎的临床诊断过程中,询问病人患病中是否存在危险因素,是建立临床诊断的关键依据之一。危险因素的简化分类更有利于临床分析判断。外伤是我国细菌性角膜炎最常见的危险因素之一,职业性眼前节的外伤中,有 6% 会发生细菌性角膜炎。在农村,植物性和非植物性角膜擦伤的病人,发生细菌性角膜感染的占 5%(图 1-2-3)。

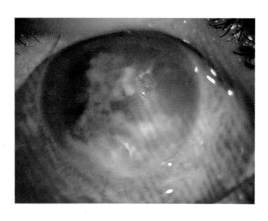

图 1-2-3   植物外伤后,细菌性角膜炎

配戴角膜接触镜(尤其是过夜配戴或镜片有不洁沉淀物等)是发达国家细菌性角膜炎最常见的危险因素,文献报道表明,所有类型的角膜接触镜都可能引发角膜的细菌感染(图 1-2-4),其中软性接触镜过夜配戴者发生比例最高。统计资料显示,硬性角膜接触镜配戴者,每年角膜溃疡的发生率为 0.02%,透气性硬性角膜接触镜为 0.04%,日戴型软性角膜接触镜为 0.04%,日夜配戴软性角膜接触镜者为 0.2%。

配戴角膜接触镜导致角膜细菌感染,与接触镜本身对角膜上皮损伤、镜片及镜片盒的细菌污染、不合理的配戴和护理方式,以及配戴者的生活与卫生习惯等均有密切关系。近年来,随着我国配戴角膜接触镜人群数

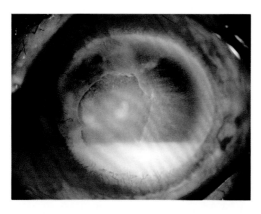

图 1-2-4   过夜配戴角膜接触镜后,沙雷菌性角膜炎

量的逐渐增加,以及各种不同功能的角膜接触镜的出现与应用,如美容角膜接触镜和角膜塑形镜等,配戴角膜接触镜导致细菌性角膜感染,应该引起临床医生的高度重视。

　　在与角膜细菌感染相关的眼表疾病当中,泪膜异常和眼睑闭合状态的异常是临床容易忽略的危险因素(图 1-2-5)。在我国,迁延性角膜上皮缺损和不合理的局部长期使用糖皮质激素也是值得注意的危险因素。

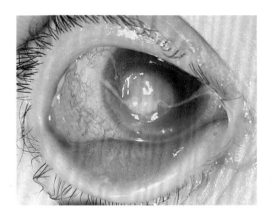

图 1-2-5　暴露性角膜炎继发细菌感染

　　另外,眼科手术后、角膜内皮失代偿所引起的大泡性角膜病变,以及各种类型的累及上皮细胞的角膜变性与角膜营养不良等,均可能继发细菌感染(图 1-2-6)。

　　在临床实践中,危险因素的查找不仅有助于细菌性角膜炎的临床诊断确立,而且还可以帮助医生寻找可能的感染源及感染途径(如术后发生双眼角膜细菌性感染的病人),在预防角膜细菌感染,尤其在预防与手术相关的感染源方面有重要意义。

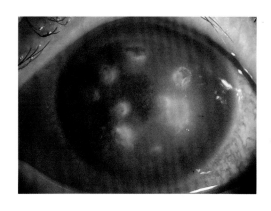

图 1-2-6　准分子手术后角膜细菌感染

本节要点

1. 细菌性角膜炎是由于细菌感染所致的角膜感染性疾病。

2. 细菌性角膜炎是眼科常见疾病之一,细菌导致的角膜感染为眼科急症。

3. 细菌性角膜炎的危险因素可归纳为三个大类:外源性危险因素、眼局部疾病相关性危险因素及全身疾病相关性危险因素。

4. 绝大多数细菌性角膜炎的发生均有危险因素存在,在我国,角膜外伤是首位危险因素,配戴角膜接触镜以及眼科手术相关的角膜细菌感染应该引起注意。

第三节　病原菌与发病机制

《临床指南》中列出了美国细菌性角膜炎常见的细菌种类,但是并没有详细地阐述病原菌生物学特性和致病性。如果眼科医生欲深入研究细菌性角膜炎的发病机制,进一步探索其诊断与治疗的新方法,就有必要了解导致我国细菌性角膜炎的常见细菌种类,以及有关细菌的生物学特性和致病性的基础知识。

一、病原菌

1. 细菌分类 临床上,导致角膜感染的细菌多种多样,文献报道至少有 50 多个菌属,其临床常用的传统分类方法有:

(1) 根据革兰氏染色分类,可将细菌分为革兰氏阳性和革兰氏阴性两类细菌。

(2) 根据形态分类,主要分为球菌和杆菌,少数细菌的形态可以呈球杆状或长丝状。眼科文献中经常提及的是革兰氏阳性球菌或杆菌和革兰氏阴性球菌或杆菌。

(3) 根据细菌生长对氧的需求分类,分为需氧菌和厌氧菌。

2. 常见致病菌 一般讲,如果某种细菌导致角膜感染的比例占到所有细菌的 5% 或以上,在感染学上则被认为是常见感染细菌,如果比例小于 5%,则被认为是少见感染细菌。临床上,导致角膜感染的常见细菌多为需氧菌,少数角膜深层的感染、切口深层的感染或带有角膜深层异物的感染可由厌氧菌引起。

《临床指南》中指出,在美国,革兰氏阳性球菌和革兰氏阴性杆菌是细菌性角膜炎的主要致病菌,这种细菌分布情况与我国的情况类似,只是在我国,革兰氏阳性球菌和革兰氏阴性杆菌所占具体比例与美国有所不同。由于不同种属细菌的致病性和药物敏感性不同,所以了解我国角膜致病菌的种类及其对药物的敏感性,对临床了解发病机制,以及正确诊断与治疗十分必要。

根据文献报道,导致角膜感染的细菌主要有四大类:①微球菌科(主要是葡萄球菌属和微球菌属);②链球菌属;③假单胞菌属;④肠杆菌科(克雷伯菌属,肠杆菌属,沙雷菌属,变形杆菌属)。约80%的细菌性角膜炎是由上述四类细菌所致。

北京市眼科研究所眼微生物室2006年至2016年的统计结果显示,在我国,导致角膜炎的细菌主要为:表皮葡萄球菌、铜绿假单胞菌、缓症链球菌、肺炎链球菌、金黄色葡萄球菌及口腔链球菌,详见表1-3-1。

表1-3-1　北京市眼科研究所角膜细菌培养结果统计(2006~2016)

细菌革兰氏染色及形态分布		
染色及形态	株数	构成比
革兰氏阳性球菌	788	62.3%
革兰氏阴性杆菌	332	26.3%
革兰氏阳性杆菌	131	10.4%
革兰氏阴性球菌	13	1.0%
合计	1264	100.0%
常见细菌菌种(属)分布		
菌种(属)名称	株数	构成比
表皮葡萄球菌(葡萄球菌属)	342	27.1%
铜绿假单胞菌(假单胞菌属)	135	10.7%
缓症链球菌(链球菌属)	69	5.5%
肺炎链球菌(链球菌属)	62	4.9%
金黄色葡萄球菌(葡萄球菌属)	62	4.9%
口腔链球菌(链球菌属)	57	4.5%
合计	727	57.6%

注:在所有培养阳性的细菌中还包括:

1. 非结核分枝杆菌(2株,占0.2%);

2. 放线菌(7株,占0.6%),以及诺卡菌(6例,占0.5%);

3. 厌氧菌(6株,占0.5%),均为痤疮丙酸杆菌。

此数据由北京市眼科研究所张阳统计提供

　　导致角膜感染的细菌菌属的分布会受到地域、环境以及生活与卫生条件等因素的影响,而且不同细菌引起角膜炎的概率,也会随着条件的变化而有相应的变化。譬如,以往由于慢性泪囊炎多由肺炎链球菌所致,所以该菌也成为角膜感染的常见病原菌,然而,随着泪囊手术的普及和广谱强效抗生素的应用,肺炎链球菌导致角膜感染的概率已明显下降。再譬如,以往我国角膜分离菌中,居首位的是铜绿假单胞菌(简称绿脓杆菌),这很大程度上与铜绿假单胞菌在自然界中分布很广泛、容易污染有关。近年来,随着卫生环境和生活环境的改善,该菌感染的比例在下降,而同时,在导致眼表防御能力降低的因素作用下,如不合理应用糖皮质激素、糖尿病性角膜上皮病变等,表皮葡萄球菌所致的角膜感染的比例逐渐增高,在我国,该菌已经成为导致角膜感染最常见的细菌。

　　《临床指南》中给出的主要致病细菌的种类,是根据美国国内细菌性角膜炎的统计得出的数据,可以作为参考。在临床实践中,我国眼科医生更应根据国内报道的细菌性角膜炎致病菌的分布情况来指导诊断与治疗。

　　3. 眼表正常菌群　新生儿在出生后几小时内,眼表一般处于无菌状态,之后会在眼睑皮肤、睑缘及结膜囊内查见有细菌存在,但是正常角膜是无菌的。

　　正常存在于眼表的细菌被称为眼表正常菌群,一般不导致角膜感染,只有在角膜防御机制被破坏时才有可能引起感染,此时这些细菌也被称为条件致病菌。

　　实际上,眼表的正常菌群可以分为两大类:

　　(1) 常驻菌群(resident flora):是在正常人眼表多次同样培养中均可检测出的细菌菌属,而且培养出的细菌数量及菌种组成相对稳定,在培养基上可形成典型的菌落。国外报道正常人眼表常驻菌群主要包括:表皮葡萄球菌、金黄色葡萄球菌、乳酸杆菌、类白喉杆菌及丙酸杆菌。

(2) 过路菌群(transient flora):是正常人在眼表多次同样培养中,有时存在,有时不存在的细菌菌属。由于眼表直接与外界环境接触,所以眼表过路菌群的种类较多,国外报道主要包括:金黄色葡萄球菌、其他葡萄球菌属的细菌、肺炎链球菌及肺炎克雷伯杆菌等。我国目前尚无眼表过路菌群的相关报道。

4. 细菌的来源 感染角膜的细菌可以来自以下途径:

(1) 外界环境:如通过接触植物、土壤、污水或空气等。

(2) 角膜邻近的组织:如睑缘、泪道、结膜囊等。

(3) 血液传播:由于正常角膜无血管,故通过这种途径导致角膜感染的病人罕见。

以往,对泪道及结膜囊细菌的存在,临床医生比较关注,但是对睑缘细菌的重视不够。实际上睑缘,尤其是睫毛根部和睑板腺开口区是细菌最易存留的部位。所以,作为角膜感染的细菌可能来源地,尤其手术后眼部感染的细菌来源地,均应引起临床医生的高度重视。这也提示了在手术前,加强对睑缘消毒的必要性。

5. 细菌学各论 随着环境的改变,卫生条件的改善,众多广谱抗生素在眼科的广泛应用,以及细菌本身生物学特性的变迁,眼部感染的细菌菌谱分布也在不断发生变化。了解造成眼部感染细菌的基本生物学特性和致病性,将有助于临床医生深入了解细菌性角膜炎的病理机制和治疗措施。

(1) 革兰氏阳性球菌

a. 葡萄球菌属(*Staphylococcus*)

• 金黄色葡萄球菌(*S.aureus*):该菌为引起眼部细菌感染的常见细菌之一,可导致角膜、结膜、眼睑、眼内、泪囊、眼眶及巩膜等部位的感染,其中,常见的感染包括：角膜炎、结膜炎、泪囊炎及眼内炎。

金黄色葡萄球菌革兰氏染色呈阳性，菌体呈球形，单个、成对或聚集成团排列，无鞭毛，无芽胞，无荚膜（图 1-3-1）。吉姆萨染色后，菌体为散在的单个或成堆的蓝色球菌（图 1-3-2）。

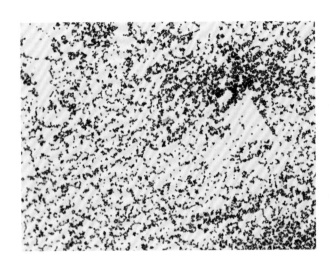

图 1-3-1　金黄色葡萄球菌，革兰氏染色(×1000)

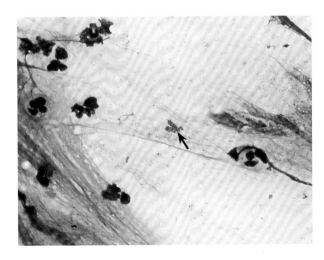

图 1-3-2　金黄色葡萄球菌，角膜涂片，吉姆萨染色(×1000，箭头所示)

• 耐甲氧西林金黄色葡萄球菌（MRSA）：是目前院内感染的重要病原菌之一，对绝大多数 β- 内酰胺类抗生素呈交叉耐药，并可对氨基苷类、大环内酯类、氯霉素及四环素类等常用抗生素耐药。根据北京市眼科研究所 2006~2016 年的统计结果，在金黄色葡萄球菌中，MRSA 的比例可高达 92.2%。

• 凝固酶阴性葡萄球菌（coagulase negative staphylococcus，CNS）：眼部常见的凝固酶阴性葡萄球菌主要为表皮葡萄球菌（S.epidermidis），该菌常引起睑缘炎、结膜炎、角膜炎及眼内炎等。

表皮葡萄球菌为革兰氏阳性、葡萄状排列的球菌，无鞭毛，无芽胞，无荚膜。角膜涂片吉姆萨染色后，该菌的性状与金黄色葡萄球菌相似（图 1-3-3，图 1-3-4）。

• 耐甲氧西林表皮葡萄球菌（MRSE）：其耐药特性及检验方法与耐甲氧西林金黄色葡萄球菌（MRSA）相同。根据北京市眼科研究所 2006~2016 年的统计结果，在表皮葡萄球菌中，MRSE 的比例可达 84.0%。

b. 微球菌属（Micrococcus）：微球菌属为眼结膜囊及眼睑的正常菌群，

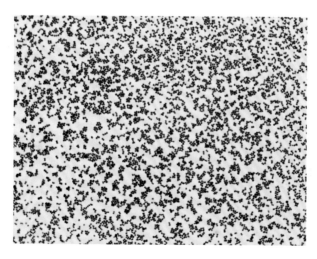

图 1-3-3　表皮葡萄球菌，革兰氏染色(×1000)

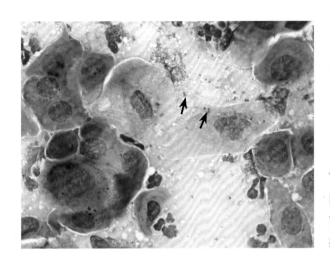

图 1-3-4 表皮葡萄球菌,角膜涂片,吉姆萨染色(×1000,箭头所示)

但有时作为条件致病菌,可引起角膜的慢性或迁延性感染。

微球菌属在涂片镜检中为革兰氏染色阳性球菌,菌体略大于葡萄球菌属,可呈单个、成双排列,或呈典型四联状排列,故又称四联球菌属(图 1-3-5)。

c. 链球菌属(*Streptococcus*):链球菌属为人体鼻腔及咽喉部的正常菌

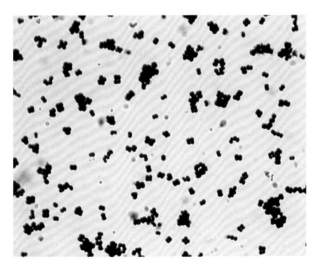

图 1-3-5 藤黄微球菌,革兰氏染色(×1000)

群,常引起角膜感染,也可导致结膜、眼睑、眼内及泪器等的感染。

链球菌属为革兰氏染色阳性细菌,形态呈圆形或卵圆形,以链状排列,链的长短不一。链球菌无鞭毛,无芽胞,部分菌株在培养早期可见有荚膜。

不同种的链球菌,在培养基上的菌落周围可呈现不同的溶血环,根据溶血环的差别,可将链球菌分为:①甲型溶血性链球菌;②乙型溶血性链球菌;③丙型链球菌。

眼科常见的链球菌为肺炎链球菌,革兰氏染色阳性,常以钝端相对、尖端向外的矛头状成双排列(图1-3-6),无鞭毛,无芽胞,角膜涂片吉姆萨染色可见组织细胞间成双排列的小球菌,有些细菌周围可见不染色的荚膜(图1-3-7)。

(2) 革兰氏阴性球菌

a. 奈瑟菌属(*Neisseria*):眼科常见的奈瑟菌属为淋病奈瑟球菌,习称淋球菌,是淋病的病原菌。该菌为严格的人体寄生菌,常引起新生儿结膜感染,俗称"脓漏眼"。严重结膜感染的病人也可继发角膜溃疡,尤其

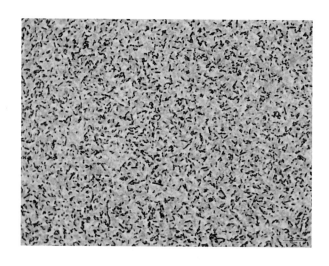

图 1-3-6　肺炎链球菌,革兰氏染色(×1000)

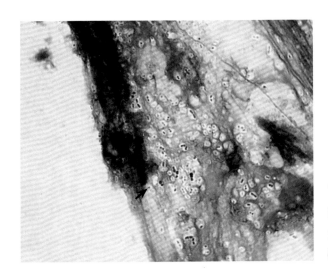

图1-3-7　肺炎链球菌，
角膜涂片，吉姆萨染色
（×1000，箭头所示）

在成人淋球菌性结膜炎的病人，如不能及时有效诊治，会导致角膜穿孔的发生。

　　奈瑟菌属为革兰氏阴性的双球菌，无鞭毛，无芽胞，有荚膜和菌毛（图1-3-8）。该菌为需氧菌，但是在初次分离培养时，培养箱内需要加入5%~10%二氧化碳。

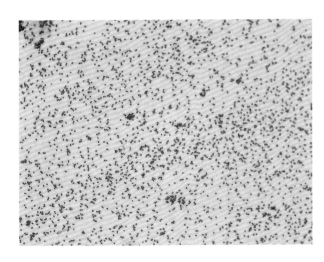

图1-3-8　淋病奈瑟球
菌，革兰氏染色（×1000）

角结膜涂片吉姆萨染色可在中性粒细胞内外见到成双排列,咖啡豆样双球菌,染色呈蓝紫色或紫红色(图 1-3-9)。

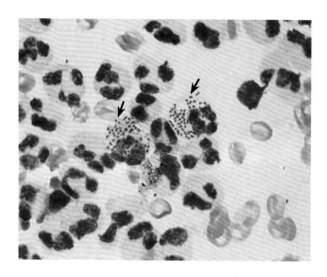

图 1-3-9　淋病奈瑟球菌,结膜涂片,吉姆萨染色(×1000,箭头所示)

b. 卡他莫拉菌(*Branhamella*):该菌为条件致病菌,其毒力与内毒素有关,只有当机体抵抗力降低时,才引起卡他性角结膜炎。

卡他莫拉菌为革兰氏阴性双球菌,无荚膜,无芽胞,无鞭毛。

(3) 革兰氏阳性杆菌:眼部常见需氧或兼性厌氧的革兰氏阳性杆菌,主要包括:棒状杆菌属及芽孢杆菌属等,两菌属中多数菌种存在于自然界,其中部分菌种是人,或动物黏膜上的正常菌群,导致眼部感染多为条件致病。

a. 棒状杆菌属(*Corynebacterium*):常见的棒状杆菌主要包括为白喉棒状杆菌和类白喉棒状杆菌群(除白喉棒状杆菌外,其余统称为类白喉棒状杆菌)。白喉棒状杆菌可引起的膜性结膜炎,由于我国已经常规对易感儿童预防接种白喉类毒素,因此白喉棒状杆菌所致的眼部感染已罕见。

类白喉棒状杆菌群包括:假白喉棒状杆菌、结膜干燥杆菌及溃疡棒状杆菌等,多数对人类不致病,但是,其中某些菌种可成为条件致病菌。在角膜分离的菌株中,以麦氏棒状杆菌最为常见。

麦氏棒状杆菌革兰氏染色阳性,形态呈多形性,菌体大小、长短不一,多呈直或微弯状,在细菌菌体的一端或两端膨大常呈棍棒状(图1-3-10),菌体内多有异染颗粒。角结膜涂片吉姆萨染色可见组织细胞间多形的棒状杆菌,大小长短不一,呈八字排列(图1-3-11)。

b. 芽胞杆菌属(*Bacillus*):眼部分离的芽胞杆菌属主要为枯草芽胞杆

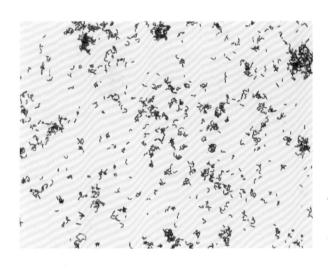

图1-3-10 麦氏棒状杆菌,革兰氏染色(×1000)

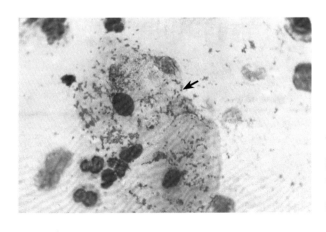

图1-3-11 麦氏棒状杆菌,结膜涂片,吉姆萨染色(×1000,箭头所示)

菌和蜡样芽胞杆菌,大多数是非致病性腐生菌,广泛存在于自然界,有时可成为条件致病菌。

芽胞杆菌属均革兰氏阳性,为有芽胞的大杆菌,多数有鞭毛(图1-3-12)。眼部感染多数为外伤所致。

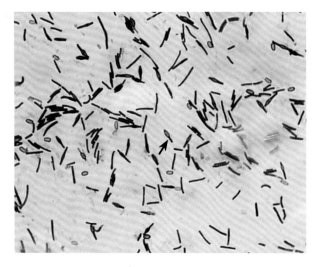

图1-3-12　枯草芽胞杆菌,革兰氏染色(×1000,箭头所示芽孢)

(4) 革兰氏阴性杆菌

a. 肠道杆菌科(*Enterobacteriaceae*):肠道杆菌科是一大群生物学性状相似的革兰氏染色阴性的杆菌,大多数寄生于人类和动物的肠道中,也可存在于水、土壤,或腐败的物质中,其中某些种属对人眼有致病性。

• 埃希菌属(*Escherichia*):眼部常见菌种为大肠埃希菌(*E.coli*),简称大肠杆菌,是人类和动物的肠道正常菌群,但当机体抵抗力下降,或其侵犯肠外组织与器官时,可引起肠道外感染。

大肠埃希菌为革兰氏阴性短杆菌,多数菌株有鞭毛,能运动,菌体周身有菌毛(图1-3-13)。

• 克雷伯菌属(*Klebsiella*):眼科常见菌种为肺炎克雷伯菌(*K.pneumonia*),

图 1-3-13 大肠埃希菌,革兰氏染色(×1000)

俗称肺炎杆菌,该菌存在于自然界,并为人呼吸道的正常菌群,也是常见的条件致病菌。在眼部可引起角膜炎与眼内炎等。

肺炎克雷伯菌革兰氏染色阴性,在角膜涂片中,菌体呈卵圆形或球杆状,成对或短链排列,两端较平,有时菌体外包绕有明显的荚膜(图 1-3-14)。该菌有菌毛,无鞭毛,无芽胞。在角膜涂片中,为散在、成对或短链状排列的球杆菌(图 1-3-15)。

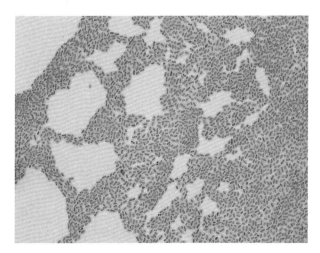

图 1-3-14 肺炎克雷伯菌,革兰氏染色(×1000)

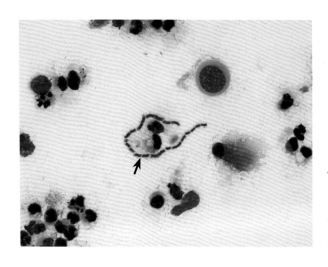

图 1-3-15   肺炎克雷伯菌,角膜涂片吉姆萨染色(×1000,箭头所示)

• 沙雷菌属(*Serratia*):沙雷菌属主要包括:粘质沙雷菌、液化沙雷菌、深红沙雷菌等。该菌属广泛分布于自然界,如水和土壤中等,是医源性感染的重要条件致病菌之一,也是导致与角膜接触镜相关的角膜感染的主要细菌之一。

沙雷菌属为革兰氏染色阴性的短小杆菌,兼性厌氧,有鞭毛,能运动,有的菌种有微荚膜,但无芽胞。在角膜涂片中,为散在或成堆排列的球杆菌(图 1-3-16,图 1-3-17)。

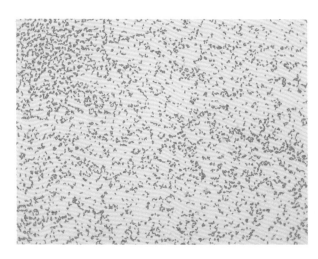

图 1-3-16   粘质沙雷菌,革兰氏染色(×1000)

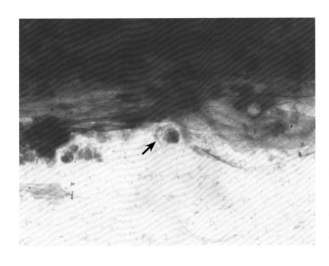

图 1-3-17 粘质沙雷菌,角膜涂片,吉姆萨染色(×1000,箭头所示)

b. 假单胞菌属(*Pseudomonas*):假单胞菌属中的铜绿假单胞菌(*P.aeruginosa*),简称绿脓杆菌,是角膜、眼内炎常见的病原菌之一,其导致的眼部感染具有起病急、程度重、发展迅速的特点,常在短时间内(如 24 小时内)导致全角膜溃疡,甚至角膜穿孔。

角膜涂片吉姆萨染色为散在或成堆排列的杆状、长丝状或球杆状,无芽胞,无荚膜,有鞭毛,运动活泼(图 1-3-18,图 1-3-19)。

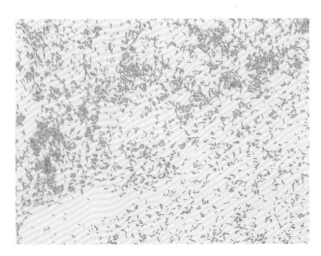

图 1-3-18 铜绿假单胞菌,革兰氏染色(×1000)

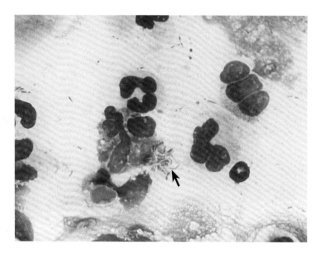

图 1-3-19 铜绿假单胞菌,角膜涂片,吉姆萨染色(×1000,箭头所示)

c. 嗜血杆菌属(*Haemophilus*):眼部嗜血杆菌属中常见的菌种为流感嗜血杆菌,多引起结膜炎、泪囊炎、泪小管炎及角膜炎等。

流感嗜血杆菌革兰氏染色阴性,为短小杆菌或球杆菌,菌体两端钝圆。从病灶新分离的菌株多呈球杆状或双球菌状,有时可呈短链状排列,无鞭毛、无芽胞,其黏液型菌株有荚膜。

d. 莫拉菌属(*Moraxella*):眼部常见分离菌株为腔隙莫拉菌。莫拉菌属为革兰氏阴性杆菌,常呈球杆状,成双,或形成短链状排列,无芽胞、无鞭毛、无动力,某些菌株可形成荚膜。

莫拉菌属可引起角膜炎、睑缘炎、结膜炎、泪囊炎、泪小管炎等。角膜涂片吉姆萨染色可见粗大且成双排列的双杆菌,有时可见荚膜(图 1-3-20,图 1-3-21)。

(5) 厌氧菌:是指在有氧条件下不能生长,在无氧条件才能生长的一大群细菌,其种类繁多,主要包括革兰氏阳性与革兰氏阴性的杆菌和球菌。

a. 梭菌属(*Clostridium*):又名梭状芽胞杆菌属,该属的破伤风梭菌

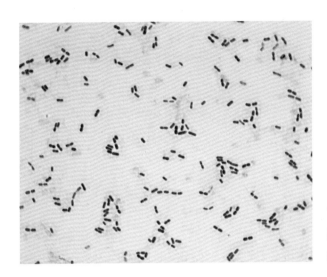

图 1-3-20 腔隙莫拉
菌,革兰氏染色(×1000)

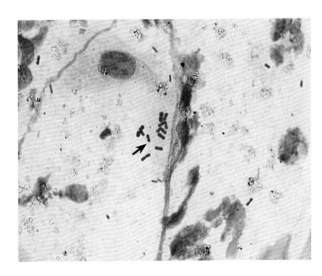

图 1-3-21 腔隙莫拉
菌,角膜涂片,吉姆萨染
色(×1000,箭头所示)

(*C.tetani*)广泛分布于土壤,以及人类和动物的肠道中。

该菌为专性厌氧菌,菌体细长,有芽胞,可引起外伤性眼内炎。近年
来,由于卫生条件的改善,该菌感染罕见。

b. 丙酸杆菌属(*Propionibacterium*):丙酸杆菌属为厌氧或兼性厌氧的
革兰氏染色阳性杆菌,眼部常见分离菌株为痤疮丙酸杆菌。该菌可导致

眼睑皮肤与睑缘,以及眼内感染,近年来发现也可导致角膜感染。

该菌的形态呈高度多形性,菌体呈棍棒状、略弯曲,常排列成 X、Y、V 形,染色不均,无芽胞,无荚膜,无鞭毛,不能运动(图 1-3-22)。角膜涂片吉姆萨染色可见组织细胞间多形杆菌,形似棒状杆菌(图 1-3-23)。

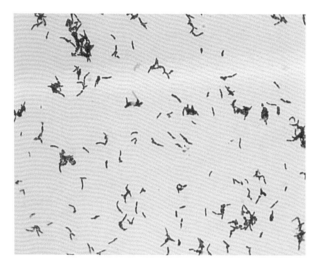

图 1-3-22 痤疮丙酸杆菌,革兰氏染色(×1000)

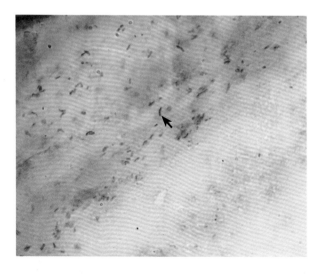

图 1-3-23 痤疮丙酸杆菌,角膜涂片,吉姆萨染色(×1000,箭头所示)

(6) 分枝杆菌属

a. 结核分枝杆菌(*Mycobacterium tuberculosis*):结核分枝杆菌是引起人类结核病的主要病原菌,也可导致眼部感染。典型结核分枝杆菌的形态为细长微弯曲的杆菌,涂片中多呈单个存在,有时呈分枝状。该菌无鞭毛,无芽胞,无荚膜,具有耐酸性,革兰氏染色不易着色,抗酸染色呈阳性,菌体染成红色。本菌为专性需氧菌,生长比较缓慢。

b. 非结核分枝杆菌(*Nontuberculous Mycobacteria*,NTM):又称非典型分枝杆菌,由于具有抗酸染色阳性的特性,故也称为抗酸菌。该菌在外界环境中广泛存在(包括土壤、牛奶、消毒水、动物体表及体液等),可以引起人类很多疾病,其中包括角膜感染。引起角膜感染的以偶发分枝杆菌及龟分枝杆菌最常见。

NTM 为革兰氏染色阳性杆菌,直或微弯的杆菌,但不易着色,无鞭毛,无荚膜,不形成芽胞,无运动能力(图 1-3-24)。抗酸染色呈阳性或部分阳性(图 1-3-25)。角膜涂片吉姆萨染色可见组织细胞间浅蓝色长杆菌,

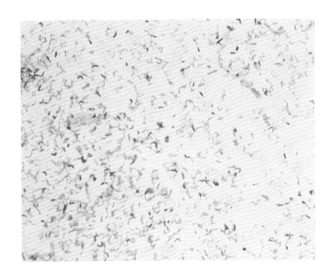

图 1-3-24 非结核分枝杆菌,革兰染色(×1000)

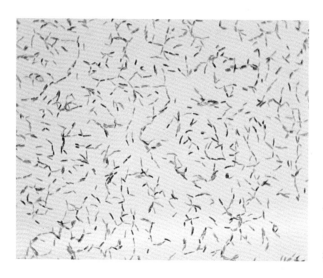

图 1-3-25 非结核分枝杆菌,抗酸染色(×1000)

多形且有分枝,着色浅或有时不着色(图 1-3-26),因此,常常会漏诊。

该菌属于需氧菌,体外培养生长缓慢,需要用罗氏培养基和 7H10 培养基 10~14 天或更长时间才出现可见的菜花样菌落。菌落为粗糙型,不透明、乳白色或米黄色,边缘不规则(图 1-3-27)。

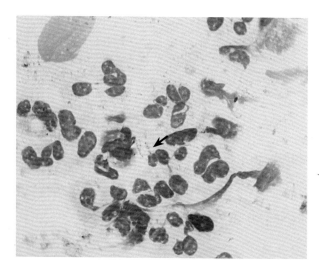

图 1-3-26 非结核分枝杆菌,角膜涂片,吉姆萨染色(×1000)

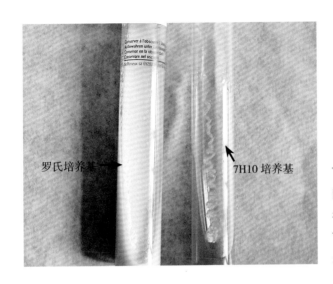

罗氏培养基

7H10 培养基

图 1-3-27 非结核分枝杆菌,罗氏培养基和7H10 培养基培养 10天菌落(箭头所示)

由于 NTM 可污染多种水源,尤其是医院中的试剂和冲洗液,而且其胞壁脂质成分多,对理化因素(如化学消毒剂及低温等)的抵抗力强于一般无芽孢菌,因此,已成为院内感染常见细菌之一。

(7) 放线菌:放线菌目包括放线菌科、分枝杆菌科、诺卡菌科和链霉菌科,其中诺卡菌科的诺卡菌属和放线菌科的放线菌属可导致角膜炎、泪囊炎、泪小管炎、结膜炎及眼内炎等。引起角膜感染的主要是诺卡菌属。殷晓棠等发现我国导致角膜炎的诺卡菌属中,以 *N. arthritidis* 为较常见。

诺卡菌属为需氧菌,广泛分布于土壤中,多数为腐生或寄生的非致病菌。对人类致病的主要为星形诺卡菌和巴西诺卡菌。

诺卡菌为革兰氏阳性杆菌,多呈长丝状,有分枝,也可断裂成杆状(图1-3-28),抗酸染色呈部分抗酸阳性。血平皿培养生长较慢,严格需氧,菌落大小不等,5~7 天形成白色或黄橙色菌落。

角膜涂片吉姆萨染色呈蓝色,长丝状,有时可见着色浅或不着色的长丝状空染区(图 1-3-29)。

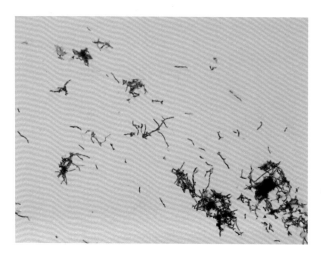

图 1-3-28 星形诺卡菌,
革兰氏染色(×1000)

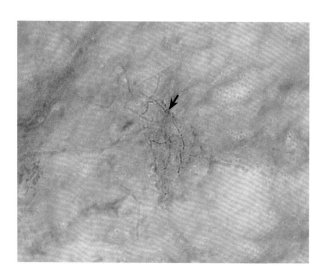

图 1-3-29 星形诺卡菌,
角膜涂片,吉姆萨染色
(×1000)

角膜感染细菌小结

1. 常见细菌

革兰氏阳性球菌——金黄色葡萄球菌、肺炎链球菌、表皮葡萄球菌。

革兰氏阴性杆菌——铜绿假单胞菌、粘质沙雷菌、肺炎克雷伯菌。

革兰氏阳性杆菌——麦氏棒状杆菌。

2. 少见菌

革兰氏阴性球菌——淋病奈瑟球菌、卡他莫拉菌。

厌氧菌——痤疮丙酸杆菌。

非结核分枝杆菌——偶发分枝杆菌、龟分枝杆菌。

诺卡菌——星形诺卡菌。

二、发病机制

角膜细菌感染过程主要由细菌毒力、眼表的防御功能、角膜组织的特点及其对感染的组织反应所决定。角膜是无血管的透明组织,又与外界环境直接接触,常易接触到细菌,然而在没有危险因素存在的条件下,绝大多数细菌难以突破眼表的屏障,在角膜组织形成感染灶。在危险因素的作用下,一旦眼表的防御屏障遭到破坏,病原菌或条件致病菌即可侵入角膜组织,进行大量繁殖,破坏组织结构,引发炎性反应,导致角膜感染的形成。

(一)细菌黏附

绝大多数角膜感染的最初环节是细菌黏附在角膜上皮缺损区,并通过其分泌的黏附分子与角膜细胞表面的受体发生较紧密结合,细菌黏附分子介导的受体识别是细菌导致角膜感染的第一步。不同细菌对角膜上皮细胞的黏附能力不同,金黄色葡萄球菌、肺炎链球菌及铜绿假单胞菌对角膜上皮的黏附性明显高于其他细菌,也是其致病性较强的主要原因之一。

有些细菌,如铜绿假单胞菌,除了分泌黏附分子以外,其菌毛和鞭毛也参与了黏附与侵入组织的过程。菌毛是纤细的蛋白丝(直径为4~10nm),位于铜绿假单胞菌的表面,可特异性地识别角膜细胞表面的受体分子,使细菌与角膜发生黏着性结合,研究发现硅铝酸是唯一能够完全抑制菌毛活性的物质,因此,硅铝酸已被用来预防铜绿假单胞菌性角膜炎。细菌鞭毛是亚细胞性丝状的细胞器(直径为16~18nm),负责细菌的运动,在细菌侵入角膜与在角膜组织中扩散起非常重要作用,临床分离到的铜绿假单胞菌,95%具有鞭毛。

另外,多糖蛋白复合物也可介导铜绿假单胞菌和淋病奈瑟球菌与角膜上皮细胞发生黏附。多糖蛋白复合物具有生物黏性,可使细菌黏附于细胞,并形成黏液集合体(也称细菌生物膜),具有抵制白细胞吞噬的作用。角膜接触镜上常可见到的黏液性沉积覆盖物,均与多糖蛋白复合物有关。细菌通过多糖复合物,更容易黏附于角膜接触镜表面,从而再黏附及侵入角膜组织中导致感染。此外,多糖蛋白复合物还可以作为抗原,诱发角膜的免疫反应,导致角膜免疫性炎症、新生血管形成以及角膜基质细胞的减少等。

临床上值得注意的是,有极少数种类的细菌可以借助于特定的酶和毒性因子穿入正常的角膜上皮,不需要危险因素存在,即可引起正常角膜组织的感染,如:①淋病奈瑟球菌(*Neisseria gonorrheae*);②脑膜炎奈瑟菌(*N. meningitidis*);③白喉棒状杆菌(*Corynebacteriumdiphtheriae*);④志贺菌

（*Shigella*）；⑤李斯特杆菌（*Listeria*）。

因此，临床上遇到新生儿淋球菌性结膜炎（脓漏眼）或成年人淋球菌性结膜炎的病人时，一定要作为眼科急诊处理，并给予及时有效的治疗，防止感染侵及角膜（图 1-3-30，图 1-3-31）。

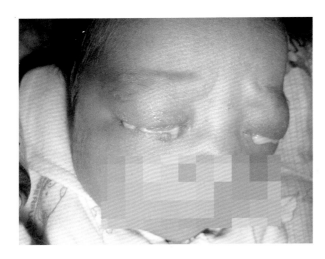

图 1-3-30　新生儿淋球菌性结膜炎（脓漏眼）

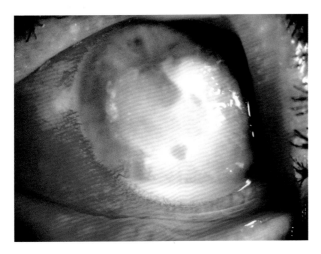

图 1-3-31　脑膜炎奈瑟菌性角膜炎

（二）细菌侵入与繁殖

黏附在角膜上皮细胞缺损区的细菌,可以很快侵入角膜组织,并迅速大量繁殖,同时再向更深层及周围正常的角膜组织扩散。细菌在繁殖过程中可释放多种毒素和水解酶,破坏角膜组织,如铜绿假单胞菌产生许多毒性物质,引起坏死性角膜溃疡,白喉棒状杆菌产生的白喉毒素能阻断细胞的能量产生,葡萄球菌产生的 α - 毒素可以直接导致角膜组织损害等。

细菌在角膜基质内大量繁殖,并释放出细菌外毒素,如铜绿假单胞菌磷脂酶、热稳定性溶血素和引起基质坏死的外毒素 A;链球菌产生链球菌溶血素 O 及 S、产红细胞毒素,这些外毒素可进一步加速细菌在组织内的扩散。因此,在临床上,细菌性角膜炎的诊断一旦确立,第一要务就是迅速有效地利用抗生素,杀灭或抑制细菌的繁殖,防止细菌在角膜组织内的扩散。

（三）蛋白酶

细菌在被感染的组织中可释放大量蛋白酶(包括弹性蛋白酶和碱性蛋白酶两种),帮助细菌侵入角膜基质,如凝固酶阳性葡萄球菌产生的葡萄球菌激酶、脂肪酶、透明质酸酶、脱氧核糖核酸酶、凝固酶和溶解酶。肺炎链球菌虽不产生毒素,但可以分泌大量胶原酶,依赖胶原酶的作用,对角膜胶原组织产生很强的破坏力,致使该菌具有较强的组织侵袭力。

蛋白酶除了来源于细菌外,角膜细胞和浸润的白细胞也可产生大量蛋白酶。蛋白酶不仅破坏细胞基底膜、层粘连蛋白、蛋白聚糖以及细胞外基质等,而且还可以通过降解免疫球蛋白、干扰素、补体复合物,以及 IL-1 和 TNF,抑制宿主防御系统,削弱白细胞趋化性,以及减低 T 淋巴细胞及自然杀伤细胞的功能。

(四) 免疫反应与炎性因子

革兰氏阴性细菌的细胞壁含有大量由脂多糖组成的内毒素,当细菌死亡后,细菌内毒素被释放到角膜基质内,在机体免疫反应的参与下,角膜会形成典型的基质环形浸润(图 1-3-32),浸润区的组织内可见多量中性粒白细胞,另外,补体也参与角膜环形浸润的形成过程。

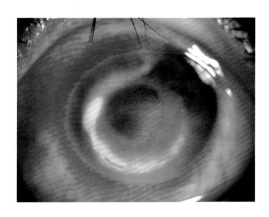

图 1-3-32　革兰氏阴性菌性角膜炎引起的基质环形浸润图

在感染的过程中,角膜组织会释放大量的细胞因子,如 IL-1、TNF、IL-6 和淋巴毒素等,其中 IL-1、TNF 及巨噬细胞趋化因子,可趋化和激活中性粒细胞。

北京市眼科研究所的研究发现,导致角膜炎的细菌中,存在能够形成细菌生物膜的细菌,如金黄色葡萄球菌和表皮葡萄球菌等,此类细菌的毒力与耐药性均与不形成细菌生物膜的细菌有所不同,并可导致角膜深基质的迁延性炎症(图 1-3-33)。

角膜细菌感染过程是细菌与机体共同作用的结果,当细菌侵入角膜后,宿主的一系列免疫应答反应便开始启动。细菌的毒力造成角膜组织的破坏,宿主通过一系列防御环节,试图抑制细菌毒力的作用。同时,细

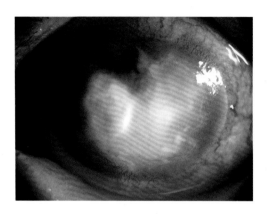

图 1-3-33 深基质角膜脓疡

菌又可分泌抑制眼局部免疫的物质,干扰宿主白细胞的吞噬作用,以及抑制白细胞的趋化等。当宿主的防御性反应剧烈时,机体自身白细胞所释放的酶类也可导致角膜组织的破坏。

细菌性角膜炎发病机制小结

危险因素导致角膜防御功能破坏

↓

细菌黏附、侵入及大量繁殖

↓

细菌蛋白酶及毒性物质释放,抗原反应,激活补体

↓

多形核白细胞等炎性细胞浸润

↓

溶解酶释放,毒性活性氧物质释放,角膜胶原酶激活

↓

角膜浸润及溃疡形成

第四节 细菌性角膜炎的诊断

一、诊断依据

《临床指南》从病史采集、眼科检查及诊断试验三个方面,提出了与细菌性角膜炎诊断相关的特征。实际应用中可以归结为以下几点:

1. 存在危险因素 绝大多数细菌性角膜炎的发生均有危险因素存在,所以临床上怀疑角膜细菌感染时,首先需要询问是否有外伤、过夜配戴角膜接触镜及手术史等相关病史。在我国最常见的危险因素是外伤。

2. 急性起病,病情迅速发展 细菌导致的角膜感染多数为急性起病,即在接触危险因素之后,如外伤后 1~2 天内,病人即出现明显的临床表现,如眼红眼疼、视力下降,以及角膜化脓性病灶形成,甚至引起明显的前房反应。急性起病的角膜感染常见于铜绿假单胞菌、金黄色葡萄球菌、肺炎链球菌及沙雷菌等的感染。

3. 角膜化脓性病灶 多数细菌性角膜炎形成化脓性角膜感染灶,如致密的脓性浸润、角膜脓疡及坏死等(图 1-4-1,图 1-4-2)。

依据有危险因素、急性起病和病情发展迅速,以及角膜化脓性病灶形成,即可以确立细菌性角膜炎的临床诊断。临床诊断一旦确立,应立即给予病人抗生素治疗,有效的抗生素治疗效果也会帮助医生验证诊断的正确性。

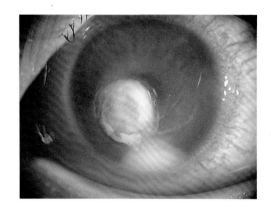

图 1-4-1　铜绿假单胞菌感染所致角膜化脓性病灶

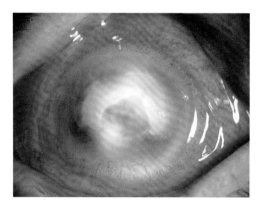

图 1-4-2　肺炎链球菌感染所致角膜化脓性病灶

二、病原学检查的指征

细菌病原学检查(尤其是细菌培养)是细菌性角膜炎病因学诊断的金标准。《临床指南》中提出,对于多数细菌性角膜炎,临床医生凭经验性治疗即可治愈,并没有进行涂片和细菌培养检查。但是临床实践中,对于以下情况应该进行细菌学检查:

1. 角膜溃疡范围较大,病灶向深层发展,合并明显前房反应者(一般角膜溃疡直径大于 5mm,伴有前房积脓者)。

2. 病程迁延,广谱抗生素治疗无效者(强效广谱抗生素治疗 1 周无明显效果者)。

3. 怀疑为某些少见细菌感染如非结核分枝杆菌、诺卡菌、痤疮丙酸杆菌或其他厌氧菌感染者。

需要提醒的是,由于上述少见细菌的培养需要特殊培养基,因此,在送检这些细菌培养标本时,医生应向实验室特别说明。譬如,标本需要进行厌氧菌培养或非结核分枝杆菌培养等,应该在检验申请单上特别注明,否则实验室会按常规细菌培养,往往影响培养阳性率。

三、细菌的实验室检查方法及其诊断意义

1. 角膜涂片细胞学检查　此法简便易行,可以提供细菌形态和革兰氏染色方面的信息,如革兰氏染色阳性球菌或革兰氏染色阴性杆菌等。临床医生可以根据这两方面的信息,给病人选择抗生素,譬如,角膜刮片结果报告为革兰氏阴性杆菌,临床上可以首选左氧氟沙星、加替沙星、妥布霉素、阿米卡星及头孢他啶等对革兰氏阴性杆菌作用较强的抗生素进行治疗。但是,由于受到采集标本量的限制,角膜涂片的细菌检出率不高。

视频 - 角膜刮片

临床实践中需要注意,角膜涂片查细菌一定要进行染色后再镜检;另外,除非高度怀疑伴有细菌性眼内炎,一般不在角膜感染时进行前房房水,或玻璃体液的抽取及涂片检查。

2. 细菌培养　细菌培养是细菌病原学诊断的金标准。临床医生在采集角膜标本后应立刻送往实验室,并嘱实验室立即进行检验,并同时进行药物敏感试验。需要特殊培养的标本,如厌氧菌培养,或放线菌培养等,需要事前向实验室说明。另外,如怀疑由于配戴角膜接触镜导致的细

菌感染,建议同时送检角膜接触镜片或镜盒及护理液,以便为调整治疗方案,以及追溯感染途径提供参考。

对于培养阴性且治疗效果不明显的病人,如果必要,可以在暂停抗生素 12~24 小时后,再次进行培养。

一般眼科细菌培养检验报告可以给临床医生提供以下两个方面的信息:

(1) 检出细菌的种类或种属:如铜绿假单胞菌、金黄色葡萄球菌或肺炎链球菌。

(2) 药物敏感试验结果:根据各个实验室的要求不同,一般会同时给出 6~10 种抗生素的药物敏感性试验结果,供临床医生选择。

抗生素的药物敏感性试验检测结果分为:对某种抗生素敏感、中介和耐药三类,有些实验室的检验报告中用 S 代表敏感,M 代表中介,R 代表耐药。临床实践中,一般将中介(M)和耐药(R)均视为不敏感,所以临床医师可首先从敏感(S)的抗生素中进行选择。譬如:下列为某病人角膜细菌培养检验报告中主要内容:

(1) 细菌培养结果:铜绿假单胞菌(绿脓杆菌)。

(2) 6 种抗生素的药物敏感试验结果:氧氟沙星(S),妥布霉素(S),头孢唑林钠(即头孢唑啉)(R),万古霉素(R),阿米卡星(S)和氯霉素(M)。

此检验结果说明,从该病人角膜标本中培养的细菌为铜绿假单胞菌;细菌对氧氟沙星、妥布霉素和阿米卡星均敏感;对头孢唑林钠、万古霉素和氯霉素均不敏感,因此,临床医生可从敏感的抗生素:氧氟沙星、妥布霉素和阿米卡星中选择 2 种非同类的抗生素进行联合治疗,譬如,氧氟沙星和妥布霉素,或氧氟沙星和阿米卡星。由于妥布霉素与阿米卡星同为氨基苷类抗生素,因此不宜联合应用。

根据我国目前眼科微生物检验条件的具体情况,我们建议在有条件的眼科单位应该首先建立角膜涂片细胞学检查方法。由于其简捷易行,不仅对细菌,而且对真菌及阿米巴均具有临床快速诊断的价值,因此,在临床眼科病原学诊断方法的建立中应该放在首位考虑。

3. 聚合酶链反应和免疫学方法 由于受到试验条件的限制,这两种方法目前多用于临床研究,或疑难病例的病原学诊断,尚未在临床广泛应用。

4. 角膜活检 对于角膜深层的感染灶,可以选用以下方法进行组织活检,以获得角膜标本,用于细菌培养:

(1) 角膜微环钻法:用 2mm 环钻,钻取角膜深层组织进行取材,将其送检细菌培养;

(2) 缝线法:用带针的 7-0 尼龙线,从表面穿入深层病灶,将附着在线表面的病原微生物进行细菌培养;

(3) 板层角膜切开法:切开病灶表层的角膜板层组织,对病灶区进行活检,进行细菌培养。

临床实践中需要注意的是,由于以上活检方法可能造成角膜感染进一步扩散,甚至角膜的穿孔,故除在个别疑难病例中应用外,一般不建议常规采用。

5. 角膜激光共聚焦显微镜检查 《临床指南》中提出角膜激光共聚焦显微镜可以对角膜各层组织进行影像学检查,在细菌性、真菌性及阿米巴性角膜炎的病因诊断中有一定的作用。

临床实际应用中发现,角膜激光共聚焦显微镜对真菌及阿米巴有确实可靠的影像学诊断意义(图 1-4-3,图 1-4-4)。但是,由于目前共聚焦显微镜的放大率和分辨率的局限性,尚不能用其直接查见常见细菌的影像,仅用于细菌性角膜炎的鉴别诊断。

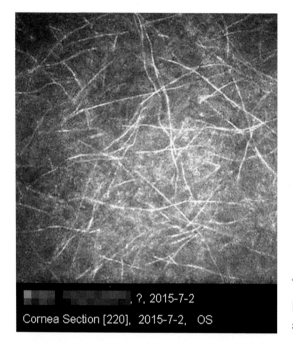

?, 2015-7-2
Cornea Section [220], 2015-7-2, OS

图 1-4-3 角膜激光共聚焦显微镜中真菌图像

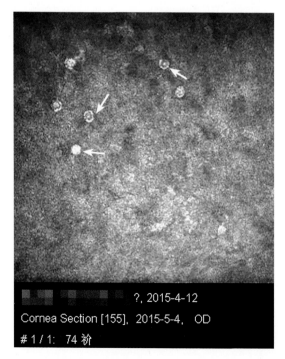

?, 2015-4-12
Cornea Section [155], 2015-5-4, OD
1 / 1: 74 衿

图 1-4-4 角膜激光共聚焦显微镜中阿米巴图像(箭头所示)

四、亚急性或慢性起病的细菌性角膜炎诊断

临床实践中,除了上述急性起病的细菌性角膜感染以外,还会遇到亚急性甚至慢性起病的细菌性角膜炎,其诊断主要依靠实验室检查。其原因包括:

1. 起病时间缓慢,多在暴露危险因素后 3~5 天或以上,个别病人甚至在 1~2 个月后起病,而且病变发展相对缓慢,类似于真菌性角膜炎。所以,临床较难以用起病时间及病情发展程度将两者加以区分。

2. 角膜病灶往往不具有典型特征(图 1-4-5,图 1-4-6),容易与真菌感染的病灶形态混淆。

3. 常用广谱抗生素的冲击治疗效果往往不明显,因此也难以通过抗生素治疗效果进行判断。

4. 部分少见细菌需要进行特殊培养,如厌氧菌培养或非结核分枝杆菌培养等,才能加以鉴定,而且也需要药物敏感性试验结果来指导抗生素的选择。

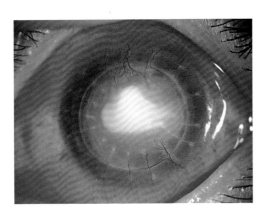

图 1-4-5　角膜移植术后厌氧菌性角膜炎

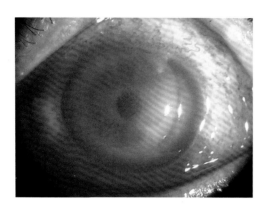

图1-4-6　准分子手术后非结核分
枝杆菌性角膜炎

近年来,亚急性或慢性起病的细菌性角膜炎病人有增多的趋势,因此,眼科临床微生物检查的重要性日益凸显。对于亚急性或慢性起病,病情发展缓慢的病人,首先进行病原学检查,确定病原学诊断后,再制订相应的治疗方案,有助于做到有的放矢。

根据我国的具体情况,我们建议可以在不同级别的眼科医疗机构中,积极建立相应的眼科微生物检查方法,以提高感染性眼病的病原学诊断率和治疗成功率,具体建议如下:

1. 在县级医院及地市级医院的眼科,能够掌握眼科微生物标本的取材技术与送检规程,依靠医院检验科开展眼部微生物检验。

2. 在大中城市医院的眼科,能够开展角膜及结膜涂片细胞学检查,以及掌握眼科常规微生物标本取材技术与送检规程,依靠医院检验科开展眼部微生物培养。

3. 在眼科专科医院及眼科中心,能够掌握眼科常见微生物涂片细胞学检查诊断技术和常规眼科病原体培养、检测与鉴定技术。

本节要点

1. 在危险因素作用后 1~2 天，角膜即出现化脓性病灶，临床诊断主要根据三点：危险因素、急性起病和病情发展迅速，以及角膜化脓性病灶，即可诊断细菌性角膜炎。

2. 对于角膜溃疡较大、前房积脓明显、常规抗生素冲击治疗效果不佳的病人，应送检微生物检查。

3. 细菌性角膜炎病原学诊断的金标准是细菌培养与鉴定，但是该检查至少需要 1~2 天的时间，角膜涂片细胞学检查有助于病原菌的快速诊断。

4. 对于在危险因素作用后，起病较缓(3~5 天或以上)的角膜化脓性感染，应该先送微生物检查，常用方法为角膜涂片细胞学检查和细菌培养。

第五节　细菌性角膜炎的鉴别诊断

一、与非感染性角膜病变的鉴别要点

《临床指南》提出了需要与细菌性角膜炎进行鉴别的主要非感染性角膜病变，包括：

- 角膜接触镜以及过敏性疾病相关的免疫反应

- 全身性自身免疫性疾病引起的角膜病变
- 皮肤疾病相关的角膜病变
- 外伤及角膜异物导致的角膜无菌性浸润

与以上这些非感染性角膜病变进行相鉴别的要点为：

1. 危险因素　绝大多数细菌性角膜炎的发生均有危险因素存在，如外伤、配戴角膜接触镜，以及不合理使用糖皮质激素史等。非感染性角膜病的发病多与这些危险因无关，并且多数非感染性角膜病病人可以通过认真询问病史，以及相应的全身检查，发现全身或眼局部免疫性疾病。

2. 化脓性角膜病灶　细菌性角膜炎的病变多为化脓性病灶，而非感染性角膜病变多数为非化脓性的角膜病灶(图 1-5-1，图 1-5-2)，这是两者相互鉴别诊断的最关键点之一。角膜化脓性病灶典型的特征是角膜组织致密的、淡黄或白色浸润，溃疡表面带有脓性坏死组织。

3. 抗生素治疗效果　抗生素治疗尤其是抗生素冲击治疗对多数细菌性角膜炎有效，而一般情况下，抗生素治疗对非感染性角膜病变无效或无明显疗效，而给予糖皮质激素、非甾体抗炎药及免疫抑制剂治疗可有效控制病情。

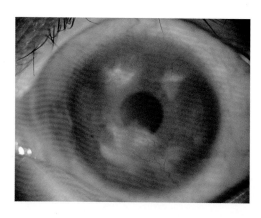

图 1-5-1　类风湿性关节炎相关角膜病变

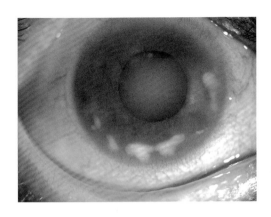

图 1-5-2　自身免疫性角膜病变

二、与真菌性角膜炎的鉴别要点

化脓性角膜感染（也称为非病毒性角膜感染）中，细菌与真菌性感染最为常见，由于我国农业人口众多，真菌性角膜炎为常见角膜感染性疾病。与其鉴别的要点为：

1. 起病较缓　真菌性角膜感染常在暴露危险因素后 3~5 天或以上逐渐起病，而且病情进展没有细菌性感染那样迅速，多在 1~2 周内形成典型的角膜病灶。

2. 植物性外伤后多见　由于植物表面常带有真菌病原体，所以角膜真菌感染的发生多与植物性外伤有关，尤其是从事农业劳作的人员。

3. 病灶多为不规则形，病灶边缘常可有毛刺样或羽毛状改变（图 1-5-3）（毛刺或羽毛状改变是重要的鉴别诊断要点），病程时间较长的角膜溃疡表面常有苔被样坏死组织（图 1-5-4）。

三、与病毒性角膜炎的鉴别要点

在我国，病毒性角膜炎为最常见的感染性角膜病变，角膜病毒性感染

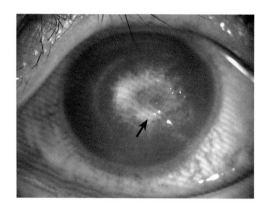

图 1-5-3 真菌性角膜溃疡边缘毛刺改变（箭头所示）

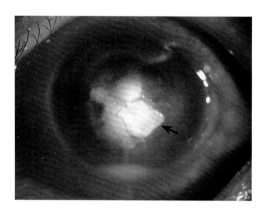

图 1-5-4 真菌性角膜溃疡表面苔被样改变（箭头所示）

为非化脓性感染，与细菌性角膜炎的临床鉴别诊断要点为：

1. 病毒性角膜炎发病多与感冒、疲劳、情绪激动、局部不合理长期使用糖皮质激素，以及全身免疫力下降等诱发因素有关，一般不存在外伤或配戴角膜接触镜等危险因素。

2. 病毒性角膜炎多有反复发作病史，多数感染角膜的病毒为潜伏性病毒，在初次感染后，病毒即潜伏在机体内，当抵抗力下降时，潜伏的病毒会"复活"，导致角膜再感染。临床上，细菌性角膜炎反复发作的病例很少。

3. 多数病毒性角膜炎的角膜病灶为非化脓性，并有一定的形态特征性，常表现为树枝状（图 1-5-5）、地图状、边缘性溃疡，以及盘状角膜水肿

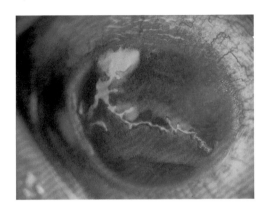

图 1-5-5　病毒性角膜炎(树枝状溃疡)

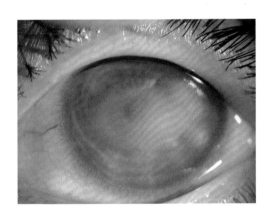

图 1-5-6　病毒性角膜炎(角膜内皮炎),盘状水肿

等(图 1-5-6)。

4. 抗病毒药物治疗有效,而单纯抗生素治疗无效。

四、与阿米巴性角膜炎的鉴别要点

阿米巴性角膜炎为少见角膜感染性疾病,北京市眼科研究所的统计数据表明:阿米巴角膜炎占化脓性角膜感染的比例不足 5%。与细菌性角膜炎临床鉴别诊断要点为:

1. 起病更为缓慢,阿米巴角膜炎常在暴露危险因素后 1 周或以上逐渐起病(比真菌性角膜炎起病还要迟缓),病情进展缓慢,早期利用抗生素或抗真菌药物治疗,病情似有好转,但是很快又加重,呈反复迁延的病程。

2. 阿米巴角膜炎早期临床表现类似病毒性角膜炎,为非化脓性病灶。少数病人可出现角膜放射性神经炎(图 1-5-7),并伴有明显的眼疼,有症状与体征分离的现象(即症状重,而体征相对较轻)。临床上,病人如果有危险因素存在,同时有放射性角膜神经炎的体征,应该首先怀疑阿米巴感染的可能。

3. 少数病人可以形成角膜环形浸润(图 1-5-8),浸润环多位于角膜上皮下或角膜浅基质层,进展期病人,角膜环形浸润的边缘区会出现沟状溶解(图 1-5-9)。

4. 抗病毒药物、抗生素治疗无明显疗效。但是,如果早期局部应用糖皮质激素后,角膜炎症可有短暂的好转,甚至基本消退。但是激素药物一停,炎症就会很快复发,复发后角膜炎症明显较以前加重,往往很快形成角膜溃疡(图 1-5-10)及前房积脓,此时,再给予糖皮质激素治疗反而加重病情。

因此,在临床上,如果发现拟诊病毒性角膜炎的病人,当糖皮质激素治疗刚刚停止,角膜炎症很快复发,尤其是炎症较以前明显加重的病人,

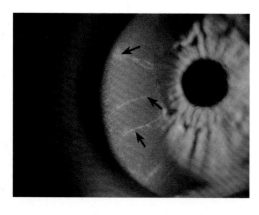

图 1-5-7 阿米巴角膜炎放射性神经炎(箭头所示)

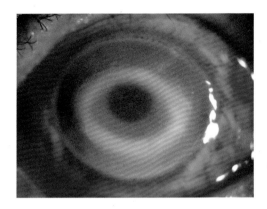

图 1-5-8 阿米巴角膜炎环形浸润

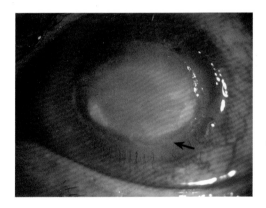

图 1-5-9 阿米巴角膜溃疡周边
沟状溶解(箭头所示)

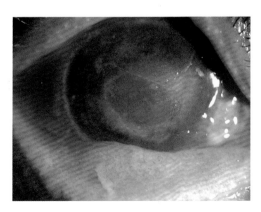

图 1-5-10 阿米巴角膜炎(角膜溃
疡形成)

应该注意排除阿米巴感染的可能。

本节要点

细菌性角膜炎鉴别诊断要点：

1. 非感染性角膜病变多无明显危险因素存在,为非化脓性角膜病灶,常伴有眼局部或全身免疫性疾病,抗生素治疗无效。

2. 病毒性角膜炎有反复发作病史、全身抵抗力下降等诱发因素,为非化脓性角膜病灶,抗病毒治疗有效。

3. 真菌性角膜炎的发病与病情进展比较缓慢,角膜病灶边缘多呈羽毛或毛刺状,病灶表面多有苔被样坏死组织,抗生素治疗无效。

4. 阿米巴角膜炎发病与病情进展更为缓慢,早期类似病毒性角膜炎,但抗病毒治疗无效,进展期形成化脓性角膜病灶。

第六节　细菌性角膜炎的治疗

细菌性角膜炎的治疗包括药物治疗与外科治疗。

一、药物治疗

在《临床指南》中,对细菌性角膜炎的药物治疗提及了首次治疗、治疗方案调整、复杂病例的治疗和糖皮质激素的治疗四个方面的内容。

（一）首次治疗

对于大多数细菌性角膜炎病人的治疗，《临床指南》提出了以下治疗原则：①局部滴用抗生素眼药是临床推荐的首选治疗方法；②抗生素眼膏主要用于轻症病人，或晚间睡前使用；③结膜下注射仅用于重症病例；④全身抗生素用于感染有向眼内蔓延，以及淋病奈瑟球菌感染的病例。

在临床实践中，多数情况下，医生是根据临床经验来选择首次治疗所用的抗生素种类。实际上，这种临床经验主要来自两个方面：

一是借鉴已经发表文献，或专著当中有关细菌性角膜炎治疗经验的总结，譬如，对细菌性角膜炎常见菌种的总结分析，或细菌性角膜炎大宗病例治疗疗效的总结等。从这些文献中，医生可以了解角膜感染的常见细菌种类，尤其是本国或本地区的菌属种分布的特点，从而有针对性地选择抗生素。《临床指南》中列出了常见角膜感染细菌及其相应敏感抗生素，以供临床医生参考。但是需要提出的是，《临床指南》给出的数据是以美国眼科统计结果为依据的，由于我国感染角膜的细菌种类与其存在着差别，因此，我国眼科医生应该主要参考国内文献中总结的数据及治疗经验。

经验性治疗主要用于急性起病，以及病情发展迅速的病人，因为这类病人的治疗需要争分夺秒，所以无法等待细菌培养结果出来再给予治疗。然而，对于那些起病与发展相对缓慢的病人，在有条件的情况下，建议先进行微生物检查，等待角膜涂片细胞学检查，或细菌培养结果出来后，再根据报告的细菌种类及药物敏感性试验结果，进行抗生素的选择。

二是根据医生自己临床经验的总结，尤其对于细菌性角膜炎病人较多的眼科医院，常常有多年的大量病例和致病细菌种类的总结，这也是抗生素经验性选择和治疗的重要参考（表1-6-1）。

在实际工作中，如果能够将这两方面的"经验"相互结合，会制订出更有针对性的经验性治疗方案。因此,经常关注最新的角膜感染细菌种类变化,以及相关抗生素药物敏感性试验方面的文献,对于不断调整首选抗生素的正确选择,颇有益处。

表 1-6-1　北京市眼科研究所角膜细菌药物敏感性分析(2006~2016)

药物名称	G⁻ 菌敏感百分比	药物名称	G⁺ 菌敏感百分比
阿米卡星	85.3%(285/334)	阿米卡星	68.9%(604/877)
妥布霉素	75.1%(253/337)	妥布霉素	46.7%(418/895)
环丙沙星	80.1%(261/326)	环丙沙星	53.2%(466/876)
氧氟沙星	84.6%(286/338)	氧氟沙星	65.2%(585/897)
左氧氟沙星	87.7%(292/333)	左氧氟沙星	75.5%(670/887)
加替沙星	86.8%(276/318)	加替沙星	85.3%(726/851)
莫西沙星	54.5%(164/301)	莫西沙星	69.6%(555/797)
头孢他啶	61.7%(206/334)	头孢他啶	33.4%(290/868)
		万古霉素	90.7%(789/870)
		利福平	88.2%(782/887)

注:括号中数字为:(敏感数/试验数)　　　　　　此数据由北京市眼科研究所张阳统计提供

在抗生素的使用方法上,《临床指南》提出:对于角膜中央区的溃疡、累及角膜深基质的溃疡或浸润大于 2mm 的角膜脓疡,推荐采用抗生素强化治疗的方案,并举例说明了**强化治疗的方案:**

采用广谱抗生素滴眼,最初 30~60 分钟内,每 5~15 分钟一次;之后,每 30 分钟到 1 小时 1 次,连续滴用 24 小时。

对于轻度感染的病人,《临床指南》只是提出抗生素使用次数酌情选择。

根据临床经验我们认为,由于细菌繁殖速率快,其导致的感染发展迅速,所以即便是对于初诊时轻度感染的病人,在最初 72 小时治疗中,抗生素滴眼液的使用次数也不应少于每小时一次,并且应该联合两种抗生素同时使用。通过合理及时的抗生素治疗,在病人的病情得到有效控制后,再酌情减量(图 1-6-1,图 1-6-2)。

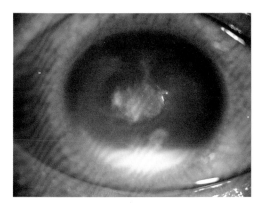

图 1-6-1　铜绿假单胞菌性角膜炎
(治疗前)

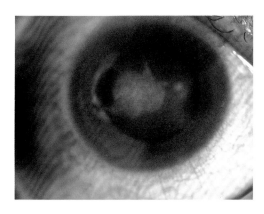

图 1-6-2　铜绿假单胞菌性角膜炎
(冲击治疗后)

如前所述,临床实际中遇到的角膜细菌感染可以分为急性起病和亚急性或慢性起病两类,两者的治疗方案的选择会有所区别:

1. 急性起病的细菌性角膜炎的首次药物治疗　这类角膜感染多数是由铜绿假单胞菌、肺炎链球菌、沙雷菌属及金黄色葡萄球菌等引起的,其特点为感染起病快、病情发展迅速,多形成明显的急性化脓性病灶。一旦诊断或怀疑为这些细菌感染,应该立即给予抗生素冲击治疗(或称强化治疗)。

抗生素冲击治疗的具体方法如下:

(1)联合两种或三种广谱强效抗生素频繁滴眼:最初 2 小时内,每 10 分钟 1 次;之后每 15 分钟 1 次,连续 2 小时;每 30 分钟 1 次,连续 2~4 小时;之后每小时 1 次,持续至 48~72 小时。注意在最初治疗的 24~48 小时内,频繁滴眼治疗需要昼夜进行。

(2)对于有前房积脓,或溃疡直径大于 5mm(图 1-6-3,图 1-6-4),或角膜溃疡位于视轴区、老年体弱、糖尿病以及儿童等依从差的病人,可在滴

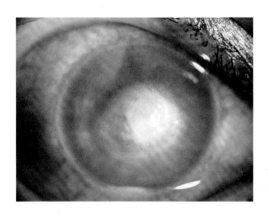

图 1-6-3 大于 5mm 的角膜溃疡

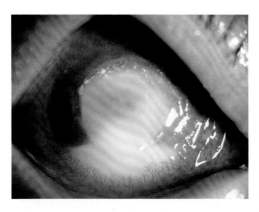

图 1-6-4 细菌性角膜炎前房积脓

眼的同时,给予结膜下注射抗生素,每日 1 次,连续注射 2~3 天(表 1-6-2)。但是不宜频繁注射,以免发生角膜毒性反应。

表 1-6-2　常用结膜下注射的抗生素

抗生素	每次结膜下注射剂量	主要敏感菌
妥布霉素	20mg/0.5ml	革兰氏阴性杆菌
阿米卡星	20mg/0.5ml	革兰氏阴性杆菌
头孢唑林钠	100mg/0.5ml	革兰氏阳性球菌
头孢他啶	100mg/0.5ml	革兰氏阴性杆菌 / 球菌
头孢曲松	100mg/0.5m	革兰氏阴性球菌
万古霉素	25mg/0.5ml	革兰氏阳性球菌 / 某些厌氧菌

注:阿米卡星及万古霉素局部毒性较大,应避免超量使用。

一般抗生素 1 万单位 =10mg

(3) 对于有下列情况的病人,需同时给予全身抗生素治疗(表 1-6-3):

- 有全身免疫功能低下疾病的病人
- 淋病奈瑟球菌感染
- 局部滴眼联合结膜下注射,前房积脓仍不吸收的病人
- 有感染向眼内扩散趋势的病人
- 病人眼局部点药依从性差,且治疗效果差(图 1-6-5)

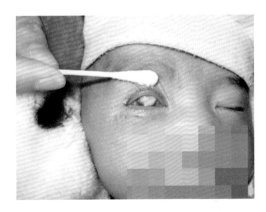

图 1-6-5　儿童细菌性角膜炎

- 独眼感染的病人（图 1-6-6）

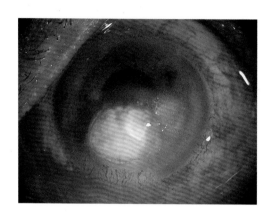

图 1-6-6　细菌性角膜炎（独眼）

表 1-6-3　全身常用抗生素及用法（参考）

抗生素	给药途径与常用剂量	
	口服	静脉
左氧氟沙星		200~600mg/d,分 1~2 次
氧氟沙星		200~600mg/d,分 1~2 次
妥布霉素		4.5mg/kg·d,分 2~3 次,每日总量不超过 5mg/kg
阿米卡星		200~400mg/d,2 次 / 天
头孢唑林钠		2~4g/d,分 2~4 次
头孢他啶		1~2g/d
头孢曲松		1g/d
阿奇霉素	淋病奈瑟球菌感染:1.0g/d,×1 天	
	其他细菌感染:0.5g/d,×3 天	0.25~0.5g,1 次 / 天
克拉霉素	0.25g,2 次 / 天,7~14 天	
	严重者 0.5g,2 次 / 天,6~14 天	
甲硝唑	0.2~0.4g,3~4 次 / 天	
万古霉素		1~2g/d,分 2~4 次

注:对于儿童全身抗生素剂量,建议请儿科会诊后确定

2. 亚急性或慢性起病的细菌性角膜炎的首次药物治疗　由于导致这类感染的细菌多为少见细菌,或弱毒细菌,其起病相对较慢,且感染进展相对较缓,所以对其治疗药物的选择主要应根据实验室检查结果。

在微生物检验报告结果出来之前,可根据危险因素、病史、角膜病灶特征等,初步推断为何类细菌感染,选择相应的抗生素进行治疗(药物选择详见本节"3. 药物选择方案")。

我们的临床经验提示:

(1) 角膜屈光手术后感染,如出现多发性角膜感染灶,应先考虑非结核分枝杆菌感染。

(2) 角膜深基质感染,如角膜创口深层或角膜切口内感染、角膜板层移植后板层下感染,应考虑混合菌感染或厌氧菌感染可能。

(3) 植物性外伤后的亚急性或慢性起病的细菌感染,应考虑到诺卡菌感染的可能性。

(4) 微生物培养的检验报告结果出来后,根据检出的细菌种类以及药物敏感试验结果选择抗生素,原则上应选择 2 种抗生素联合治疗。

3. 药物选择方案　《临床指南》对于不同种类细菌的感染提供了抗生素选择的建议。

(1) 不能确定细菌种类,或怀疑多种细菌感染时,建议选择:

• 5% 头孢唑林钠 +0.9%~1.4% 妥布霉素联合应用

• 5% 头孢唑林钠 + 氟喹诺酮类抗生素(如 0.3% 或 0.5% 左氧氟沙星、0.3% 或 0.5% 加替沙星、0.5% 莫西沙星等)联合应用

(2) 对于革兰氏阳性球菌的感染,如金黄色葡萄球菌等,建议选择:

• 5% 头孢唑林钠

• 5% 万古霉素

- 氟喹诺酮类

- 杆菌肽（此药在我国很少应用）

（3）对于革兰氏阴性杆菌的感染，如铜绿假单胞菌等，建议选择：

- 0.9%~1.4% 妥布霉素

- 5% 头孢他啶

- 氟喹诺酮类

- 庆大霉素（我国眼科已经很少应用）

（4）对于革兰氏阴性球菌的感染，如淋病奈瑟球菌感染，建议选择：

- 5% 头孢曲松

- 5% 头孢他啶

- 氟喹诺酮类

（5）对于非结核分枝杆菌的感染，建议选择：

- 2% 或 4% 阿米卡星（即丁胺卡那）

- 1% 克拉霉素

- 1% 阿奇霉素

- 氟喹诺酮类

（6）对于诺卡菌感染，建议主要选择：

- 10% 磺胺醋酰钠

- 2% 或 4% 阿米卡星（即丁胺卡那）

一般情况下，临床建议联合 2 种抗生素进行治疗。《临床指南》提到目前国外已经出现高浓度氟喹诺酮类抗生素，如 0.5% 或 1.5% 左氧氟沙星，并指出有研究显示，单一的高浓度氟喹诺酮抗生素的治疗效果与联合用药的强化治疗效果一致，但是在临床实践中，我们建议对于细菌性角膜炎的急性期，用单一抗生素进行治疗应采取谨慎态度。在联合用药治疗，角膜感染得到明显有效控制后，为减少药物毒性，可考虑改为单一抗生素进行巩固治疗。

4. 常用强化抗生素滴眼液的配制　强化抗生素滴眼液是指浓度高于常规市售浓度的抗生素滴眼液,一般为医院内临时配制的制剂,《临床指南》提供了一些强化抗生素滴眼液的配方可以借鉴。

(1) 强化妥布霉素滴眼液

• 1.4% 妥布霉素滴眼液配制:取妥布霉素注射剂一支(8 万单位,2ml)全部加入到 0.3% 妥布霉素滴眼液中,摇匀即可,用后 4℃冷藏。

• 1% 妥布霉素滴眼液配制 *:取妥布霉素注射剂一支(8 万单位,2ml),抽取其中 1.5ml(6 万单位)加入到 0.3% 妥布霉素滴眼液中,摇匀即可,4℃冷藏。

(注:市售妥布霉素滴眼液浓度为 0.3% 妥布霉素)

(2) 阿米卡星滴眼液

• 4% 阿米卡星滴眼液配制:取阿米卡星注射液(80mg,2ml)直接装入空眼药瓶中即可,4℃冷藏。

• 2% 阿米卡星滴眼液配制 *:取阿米卡星注射液(80mg,2ml)加入灭菌生理盐水 2ml 中,装入空眼药瓶中摇匀,4℃冷藏。

(3) 头孢菌素类滴眼液

• 5% 头孢他啶滴眼液配制:取头孢他啶粉针剂 500mg,加入灭菌生理盐水(或人工泪液)10ml,摇匀,4℃冷藏。

• 5% 头孢唑林钠滴眼液配制:取头孢唑林钠粉针剂 500mg,加入灭菌生理盐水(或人工泪液)10ml,摇匀,4℃冷藏。

(4) 万古霉素滴眼液

• 5% 万古霉素滴眼液配制:取万古霉素粉针剂 500mg,加入灭菌生理盐水 10ml,摇匀,用后 4℃冷藏。

• 2.5% 万古霉素滴眼液配制:取万古霉素粉针剂 250mg,加入灭菌生理盐水 10ml,摇匀,用后 4℃冷藏。

• 1.5% 万古霉素滴眼液配制:取万古霉素粉针剂 150mg,加入灭菌生理盐水 10ml,摇匀,用后 4℃冷藏。

(5) 2% 甲硝唑滴眼液 *

• 取甲硝唑注射粉针一支(915mg),加入灭菌生理盐水 43ml,摇匀,用后 4℃冷藏。怀疑厌氧菌感染时应用。

(注:带有 * 的滴眼液为笔者医院的经验制剂配方)

在临时配药中,记住下列换算公式,对正确配制和验对药物浓度均有帮助。浓度换算公式:① 1% 浓度＝ 10mg 药物 / 1ml 液体;②抗生素 1 万单位＝ 10mg。

5. 临床临时配药中应注意的事项

• 强化滴眼抗生素制剂为医院临时配药,需要得到医院药事部门的批准。

• 给病人使用临时配药前,需要得到病人或病人家属的充分理解,必要时需要病人签字。

• 眼药配制应在无菌台或消毒后的治疗室内进行。

• 临时配制的滴眼液,一般保存期为 1 周,4℃冷藏保存。

• 部分医院在头孢菌类等抗生素使用前(包括全身与局部应用),要求做皮试,请逐一遵守。

• 强化抗生素滴眼液浓度较高,应避免长时间使用,建议一般不要超过 2 周,使用时应根据病情控制情况及时减量。

(二) 治疗方案调整

治疗方案调整的首要依据是治疗效果。如果一种治疗方案在实施 48 小时后,角膜感染症状和体征无明显好转,就可以进行治疗方案的调整。《临床指南》中给出了判定感染有效控制与否的指标,主要归纳为:①症状减轻:眼疼减轻及分泌物减少;②体征减轻:包括眼睑水肿及结膜充血减轻、角膜基质浸润的密度减轻、病灶边界变清楚、基质水肿及内皮斑开始吸收、角膜溃疡开始局限以及前房炎症反应减轻等(图1-6-7,图1-6-8)。

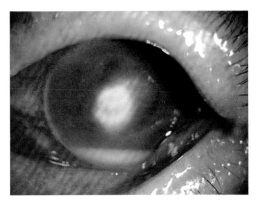

图1-6-7 铜绿假单胞菌性角膜炎（治疗前）

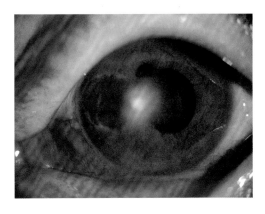

图1-6-8 同一病人治疗48小时后

临床实践中,角膜浸润或溃疡的局限和前房炎症反应减轻是最主要的判定治疗有效的指标。

如果最初24~48小时的治疗有效,应该再继续冲击治疗24小时(此时白天点眼药水,晚间涂抗生素眼膏),之后抗生素酌情减量。

临床上,一般是通过减少抗生素滴眼次数,达到减少用药量的目的,具体减量方法,《临床指南》中并没有给出具体方法,而是提出要根据每位病人的具体情况而定,一般维持治疗时,每天滴眼次数不应少于3~4次。

我们的建议是在48~72小时强化治疗之后,每种抗生素每日使用次数可以减到每2~3小时一次,晚间用抗生素眼膏;再治疗3天后开始减至每日3~4次;再治疗1周后,可以改为单一抗生素滴眼每日3~4次,晚间用眼膏,同时可以加用促进角膜组织修复的药物,一直到角膜溃疡愈合(角膜上皮完全修复,上皮荧光素染色阴性)时,停用抗生素。

如果治疗48小时后效果不佳,而且病人治疗前没有进行细菌培养,应该根据经验更换抗生素,一般仍采用联合用药。并建议更换新抗生素之前,采集角膜标本进行细菌培养和药物敏感试验。

治疗方案调整的第二个依据是细菌培养的结果。如果治疗48小时后,得到了细菌培养和药物敏感性试验结果,此时对于临床治疗效果明显,症状与体征均得到有效控制的病人,可以不用考虑培养和药物敏感试验的结果,继续按原治疗方案治疗。但是,如果48小时治疗效果不佳,应该按药物敏感试验结果,及时更换新的敏感抗生素进行治疗,一般仍建议选择两种抗生素联合用药。

《临床指南》提出一旦分离出致病菌,就没有必要进行联合用药,而是选择一种敏感抗生素即可。在临床实践中,对于轻度的角膜感染(感染灶小于2mm,无前房反应)者,此时可以考虑选择单一种敏感抗生素进行治疗;但是如果感染较重,尤其是发生在角膜中央区的浸润与溃疡,或伴有前房积脓的病人,即便分离出致病细菌,并得到了药物敏感试验结果,还是应该选择两种敏感的抗生素联合应用进行治疗。

（三）复杂病例的治疗

《临床指南》中提出了对以下几种复杂病例的治疗建议：

1. 危险因素仍然存在的病人 临床实践中，当导致角膜细菌感染的危险因素持续存在时，对角膜感染控制极为不利，如眼睑缺损畸形、眼睑闭合障碍（图1-6-9），以及角膜植物性异物存留（图1-6-10）等。对于这类病人，需要在治疗角膜细菌感染的同时，及时去除合并的危险因素，如闭合眼睑暴露，及时修复眼睑缺损，以及查找并去除角膜内异物。

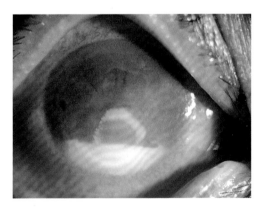

图 1-6-9 暴露性角膜炎继发细菌感染

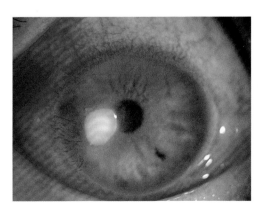

图 1-6-10 角膜深基质感染（栗子刺存留）

2. 角膜溃疡有穿孔倾向,并药物治疗效果不佳,或感染有向眼内扩散倾向的病人,应在抗生素治疗的同时,积极采用手术治疗。如角膜移植(穿透性角膜移植或板层角膜移植)。对于感染已经控制,但是角膜有穿孔倾向的病人,也可采用组织黏合剂或结膜瓣遮盖术治疗。

此外,对于常规治疗效果不佳的病人还应该考虑到:

(1) 混合细菌的感染:即两种或两种以上细菌的同时感染,尤其在全身免疫功能低下的病人,应该考虑到其发生的可能性。

(2) 厌氧菌感染:感染灶位于角膜基质深层,且表层角膜组织尚完整的病人,也应该注意排除厌氧菌感染,或需氧菌与厌氧菌的混合感染。

(3) 耐药细菌的感染:尤其对以往有眼表疾病、长期不合理使用抗生素、伴有睑缘炎或泪小管慢性感染的病人,需要注意发生耐药菌感染的可能性。

(四) 糖皮质激素药物的应用

《临床指南》提到在细菌性角膜炎治疗中,对使用糖皮质激素存在争议,所以临床实践中,对于细菌性角膜炎病人,眼局部使用糖皮质激素应该持谨慎态度。

1. 在细菌性角膜炎的急性期(发病后1周之内)应避免眼局部使用糖皮质激素,其理由:①糖皮质激素会抑制组织修复,妨碍角膜溃疡的愈合;②可能促进细菌的扩散;③抑制宿主免疫反应,阻碍病原体的清除。

2. 怀疑或培养鉴定为非结核分枝杆菌、诺卡菌的角膜深层感染,或角膜瓣下感染(如 LASIK 手术后),应避免使用糖皮质激素。

3. 对于慢性迁延性角膜溃疡,如果怀疑为细菌感染,或细菌培养阳性的病人,在溃疡未完全愈合之前,应避免使用糖皮质激素。

4. 对于糖尿病病人的细菌性角膜炎,不论病情处于何种阶段,均应谨慎使用糖皮质激素。

5. 在角膜溃疡已经修复、角膜上皮完整(荧光素染色阴性),或再次细菌培养转为阴性时,为消除基质炎症与水肿,减少瘢痕组织形成的程度,或消除前房的炎症反应,可以局部使用低浓度的糖皮质激素点眼,一般建议使用0.1%氟米龙,或0.5%氯替泼诺,每日2~3次,炎症或水肿消退后停用。

6. 使用糖皮质激素期间,应密切临床观察病情变化,尤其注意角膜溃疡是否有复发迹象,前房炎症反应消退情况,以及监测眼压等。

(五)抗生素停药指征

《临床指南》中并未明确指出抗生素停用的指征。临床上,由于病人所感染的细菌种类、细菌的载量、机体对病原菌的炎症反应,以及机体组织修复能力的不同,所以抗生素使用的疗程会有较大的差异,譬如,同样是铜绿假单胞菌性角膜炎,糖尿病病人的组织修复能力会明显低于非糖尿病病人,其角膜溃疡的愈合速度缓慢,且容易迁延,所以糖尿病病人的抗生素使用疗程,一般均要长于非糖尿病病人。

根据著者的临床经验,抗生素停用的指征有三:

1. 角膜溃疡已经修复(角膜上皮荧光素染色阴性);

2. 角膜基质浸润消退;

3. 前房炎症反应消失。

临床上,同时具有以上三项指征时,抗生素即可以停用。

如果角膜基质浸润或前房炎症反应仍然存在时,即便角膜上皮荧光素染色阴性,仍然需要应用抗生素巩固治疗,此时,一般是应用一种广谱强效抗生素,如左氧氟沙星或加替沙星,每日4~6次即可。

对于角膜基质浸润与前房炎症均消退,但是角膜上皮仍未完全修复(荧光素染色阳性)的病人,晚间需要预防性给予抗生素眼膏,如妥布霉素眼膏,或氧氟沙星眼膏,或加替沙星眼胶,每晚 1 次。

　　对于角膜上皮完全修复,基质浸润消退,前房内仍存在轻度炎症反应的病人,可晚间应用抗生素眼膏(药物选择同上),同时可给予低浓度糖皮质激素,如 0.1% 氟米龙或 0.5% 氯替泼诺,每日 2~3 次,酌情逐渐减量,直到前房炎症消失。注意同时给予病人每日 1 次复方托品酰胺散瞳。

二、手术治疗

　　1. 角膜病灶清创联合结膜瓣遮盖术　对于角膜病灶小于 5mm,且组织愈合不良或溃疡表面坏死组织较多;感染基本控制,但角膜溃疡有穿孔倾向者,可采用角膜病灶清创联合结膜瓣遮盖术。

　　2. 板层角膜移植术　对于药物治疗效果不明显,或感染灶迁延或反复,病灶有向深层角膜组织发展的病人,可采用板层角膜移植术。

　　3. 穿透性角膜移植　对于药物治疗效果不明显,或感染灶迁延或反复,病灶已经侵及深基质层或内皮层的病人,可采用穿透性角膜移植术。

本节要点

　　1. 细菌性角膜炎的首次治疗方案是选择强效、广谱抗生素在眼局部进行治疗。

　　2. 冲击治疗(主要为局部频繁点眼),冲击治疗的疗程一般不应超过 72 小时。

　　3. 根据感染细菌的种类选择不同作用机制的抗生素联合治

疗,高浓度(强化)抗生素滴眼液需要临时配制;根据病人病情程度,联合结膜下或全身抗生素的应用。

4. 根据治疗后病人的症状和角膜体征变化,判定首次治疗的效果和调整治疗方案。及时消除导致角膜炎发生的危险因素,如角膜暴露及角膜异物存留等。

5. 细菌性角膜炎治疗早期,糖皮质激素的使用应该十分慎重。

6. 药物治疗效果不佳时,应及时采用手术治疗。

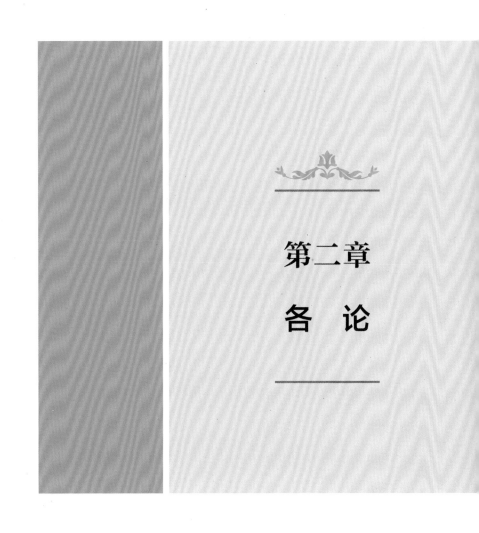

第二章

各　论

在临床实践中,不同种属的细菌所导致的角膜感染的临床表现确实有一定的特征性,了解并掌握这些特征,对于指导诊断与治疗,以及进一步的临床研究不无帮助。

第一节　金黄色葡萄球菌性角膜炎

【病因】

金黄色葡萄球菌(以下简称金葡菌),该菌为皮肤及黏膜的常在菌,也是引起化脓性感染的常见病菌。在眼部可导致多种感染性疾病,如急性睑腺炎、睑缘炎、角膜炎、周边角膜浸润、泪囊炎及眼眶蜂窝织炎等。

【病理机制】

金葡菌除能够产生血浆凝固酶外,还可产生感染扩散相关因子和致病毒力相关因子。

【临床表现】

病人一般均有外伤病史,或角膜及眼表疾病史,如干眼、大泡性角膜病变、红斑痤疮性角膜炎,以及反复发作的单纯疱疹病毒性角膜炎等。

金葡菌性角膜溃疡特点:

(1) 一般呈孤立的圆形或椭圆形,灰白或乳白色外观(图 2-1-1),感染早期溃疡一般比较浅表,多位于浅基质层,水肿与浸润程度较轻。

(2) 溃疡与周围正常组织的分界比较清楚。

(3) 感染早期一般前房反应较轻。

如果未能及时诊断治疗,角膜溃疡会继续扩大,并向深部基质发展,甚至形成深基质脓疡(图 2-1-2),严重的病人可以发生角膜穿孔。

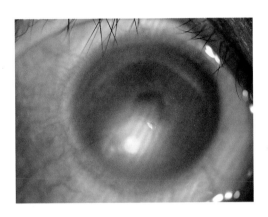

图 2-1-1 金黄色葡萄球菌性角膜炎(轻度)

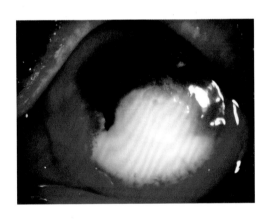

图 2-1-2 金黄色葡萄球菌性角膜炎(重度)

金葡菌性角膜溃疡多为单一病灶,但是在某些角膜屈光手术后,如LASIK 术后,也可出现多发性病灶。对于个别由于耐药金葡菌导致的迁延性角膜溃疡,应注意与真菌性角膜溃疡相鉴别。

【诊断】

金葡菌性角膜炎的临床诊断主要根据病史(尤其是危险因素的存

在)、急性发病(危险因素作用有 1~2 天)及典型的临床表现。另外,经验性抗生素治疗有效,也可帮助回顾性诊断。

病因诊断要根据角膜标本的细菌培养与鉴定。角膜涂片细胞学检查方法简便快速,但是一般检验结果只能提示为革兰氏阳性球菌感染,并不能鉴定出具体菌种。

【治疗】

1. 常用的抗生素

(1) 氟喹诺酮类:为广谱强效杀菌的抗生素,常用药物包括:

1) 0.3% 环丙沙星、0.3% 氧氟沙星。

2) 0.3% 左氧氟沙星或 0.5% 左氧氟沙星(国外有 1.5% 左氧氟沙星)。

3) 0.3% 加替沙星或 0.5% 加替沙星(国外有 0.5% 莫西沙星)。加替沙星与莫西沙星被称为第四代氟喹诺酮类药物。

(2) 氨基苷类:为广谱强效杀菌的抗生素,常用药物包括:

1) 0.3% 妥布霉素、1.4% 妥布霉素(需要院内临时配药)。

2) 2%~4% 阿米卡星(需要院内临时配药)。

(3) 头孢菌素:种类繁多,眼科常选用对革兰氏阳性菌作用较强的头孢类抗生素,5% 头孢唑林钠(院内临时配药)。

2. 药物治疗方案

(1) 对溃疡小于 3mm,且前房无明显反应的病人,选用氧氟沙星或左氧氟沙星联合妥布霉素,频繁点眼 24~48 小时,病情控制后逐渐减量。

(2) 对溃疡大于 3mm,或位于角膜中央光学区的溃疡,或伴有明显前房反应的病人,首选左氧氟沙星联合 5% 头孢唑林钠;或 0.3% 加替沙星联合 5% 头孢唑林钠,频繁点眼 24~72 小时,病情控制后逐渐减量(图 2-1-3,图 2-1-4)。

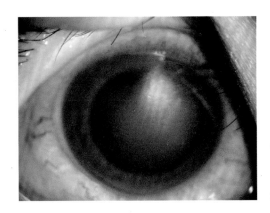

图2-1-3 金黄色葡萄球菌性角膜
炎治疗前

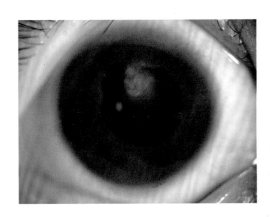

图2-1-4 同一病人治疗后,角膜
云翳形成

（3）对于前房积脓较多（液平高度大于3mm）的病人,可同时结膜下注射抗生素,如妥布霉素20mg/0.5ml,或头孢唑林钠100mg/0.5ml,一般每日1次,连续2~3天。

3. 手术治疗 在药物治疗效果不佳、深层角膜脓疡及有角膜穿孔倾向的病人,应尽快行角膜移植。

第二节 凝固酶阴性葡萄球菌性角膜炎

【病因】

在凝固酶阴性葡萄球菌中,与角膜感染密切相关的主要是表皮葡萄球菌(以下简称表葡菌),该菌存在于正常人体表和黏膜表面,在全身或局部免疫功能障碍时引起感染(为条件性致病菌)。

【病理机制】

表葡菌属于弱毒菌,既不产生血浆凝固酶,也不分泌较强的毒素。一般表葡菌导致的角膜病炎病程进展较缓慢,由于细菌周围易形成细菌生物膜,故其对抗生素的耐药性较强。

【临床表现】

表葡菌引起的角膜炎,一般起病较为缓慢(数天至数周),多发生于有全身或眼局部免疫功能低下的病人,如局部长期使用糖皮质激素,或糖尿病伴反复角膜上皮缺损的病人。

表葡菌性角膜溃疡特点:

(1) 角膜病灶一般比较局限,溃疡多为不规则形。

(2) 病灶较浅表,与周边角膜界限清楚(图 2-2-1),角膜基质可有轻度水肿与浸润。

(3) 与金葡菌性角膜炎相比,其前房反应更轻(图 2-2-2)。

但是,由于病程多迁延,容易发生与其他细菌或其他微生物(如真菌)

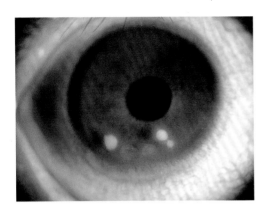

图 2-2-1 表皮葡萄球菌性角膜炎
(轻度)

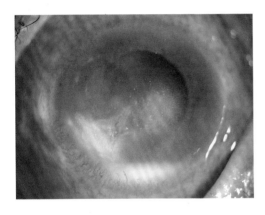

图 2-2-2 表皮葡萄球菌性角膜炎
(重度)

的混合感染,临床应该注意。

【诊断】

对于有眼局部或全身免疫功能低下的病人,仅凭病史与临床表现,较难作出表葡菌性角膜炎的临床诊断,诊断主要依靠细菌培养与鉴定。

【治疗】

1. 角膜溃疡小于 3mm,未累及深基质层的病人,可选用如氯霉素、红霉素、洛美沙星及环丙沙星等药物进行治疗,建议联合两种抗生素治疗。

2. 溃疡面积大于 3mm,或溃疡位于角膜中央区,或前房反应明显的病人(图 2-2-3),首选左氧氟沙星,或加替沙星与头孢唑林钠联合治疗(图 2-2-4)。联合用药方案同金葡菌性角膜炎治疗。

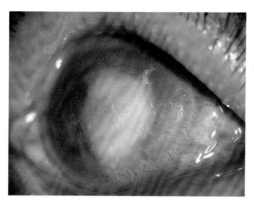

图 2-2-3　表皮葡萄球菌性角膜炎(治疗前)

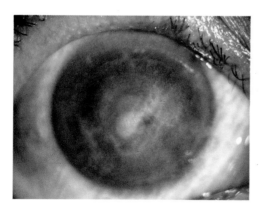

图 2-2-4　同一病人治疗后

3. 对于多重耐药的表皮葡萄球菌菌株感染,或常用抗生素治疗效果差,或病变迁延不愈、有角膜穿孔倾向的病人,应及时手术治疗。

第三节　肺炎链球菌性角膜炎

【病因】

肺炎链球菌,过去被称为肺炎双球菌,为上呼吸道常驻菌,易引起眼部感染,如角膜炎、结膜炎、泪囊及泪小管炎等。该菌是导致匐行性角膜溃疡的主要致病菌。近年来,肺炎链球菌性眼部感染的病人有增多的趋势,尤其在儿童及老年人,应该引起临床的注意。

【病理机制】

由于肺炎链球菌有荚膜,能够逃避宿主吞噬细胞的吞噬,故易在角膜组织内迅速扩散。该菌能分泌溶白细胞素、神经氨酸酶以及溶血毒素,造成组织破坏。此外,该菌产生的免疫球蛋白 A 分解酶,能够水解大多数分泌型 IgA,明显抑制眼局部的非特异性免疫功能。

【临床表现】

病人多有角膜外伤,或长期应用糖皮质激素等诱因,起病迅速。

肺炎链球菌性角膜溃疡的特点:

(1) 发病早期感染病灶就向角膜中央方向潜行性进展(也称为匐行性角膜溃疡)(图 2-3-1)。

(2) 随病情进展,角膜病灶呈局灶性及化脓性溃疡或浸润,病灶可迅速向深基质层发展,形成深部脓疡(图 2-3-2)。

(3) 角膜病灶区的后弹力层皱褶,严重者可有内皮斑形成,甚至组织

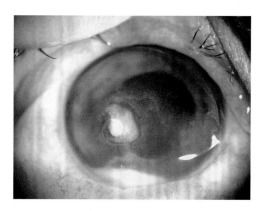

图 2-3-1 肺炎链球菌性角膜炎

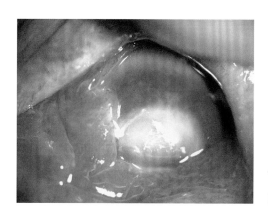

图 2-3-2 肺炎链球菌性角膜炎(重度)

坏死及角膜穿孔。

(4)溃疡周围的角膜基质常有中度水肿,并且多数病人伴有明显的前房积脓。

(5)少数病情迁延的病人可发生感染性结晶样角膜病变。

【诊断】

根据相关危险因素的存在、急性起病且病情发展迅速、匍行性角膜溃疡形成,以及前房反应较重等特点,可作出临床诊断。病因学诊断需根据细菌学培养与鉴定结果。

【治疗】

1. 肺炎链球菌对氨基苷类抗生素多不敏感。

2. 一般选用青霉素及头孢类抗生素。

3. 对青霉素或头孢类抗生素过敏时,可以选用左氧氟沙星或加替沙星。

4. 对于前房积脓较多,或深基质脓疡者,可以同时给予抗生素结膜下注射,或全身应用抗生素治疗。

5. 对于药物难以控制,或有角膜穿孔倾向时,应及时行角膜移植治疗(图 2-3-3,图 2-3-4)。

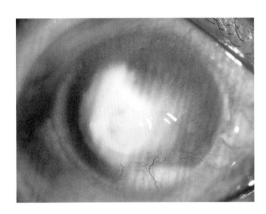

图 2-3-3　肺炎链球菌性角膜炎（治疗前）

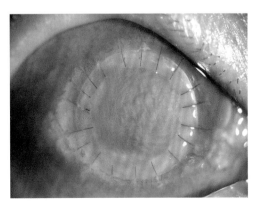

图 2-3-4　肺炎链球菌性角膜炎（手术治疗后）

第四节　铜绿假单胞菌性角膜炎

【病因】

角膜是铜绿假单胞菌最常见的眼感染部位,以往在各种细菌引起的角膜溃疡中,铜绿假单胞菌占第一位。北京市眼科研究所眼微生物室统计的 490 株致病菌中,铜绿假单胞菌的比例为 32.2%。日本横滨市立大学眼科统计的 120 株致病菌中,铜绿假单胞菌为 35.8%。在美国,由配戴角膜接触镜引起的角膜炎中,铜绿假单胞菌占 59.2%。

【病理机制】

铜绿假单胞菌具有较强的组织破坏力,主要与其毒力和侵袭力有关。该菌能够产生外毒素 A、弹性蛋白酶、胞外酶 S 等重要致病物质。细菌分泌的黏多糖蛋白质复合体,使其黏附到组织细胞表面;细菌的鞭毛在与蛋白酶的共同作用下,极易从组织破损部位侵入,并在组织内迅速繁殖,导致组织的坏死。

【临床表现】

铜绿假单胞菌引起的角膜溃疡,往往有较明确的危险因素,如外伤及过夜配戴角膜接触镜等。眼科医源性感染中,铜绿假单胞菌性角膜炎时有发生,如荧光素滴眼液污染所致的角膜溃疡。

铜绿假单胞菌导致的角膜溃疡的特点:

(1) 角膜溃疡形成迅速,可在 24 小时内形成深基质的溃疡或脓疡(图 2-4-1),如未能及时诊治,很快导致角膜穿孔(图 2-4-2)。

（2）角膜溃疡表面可见融解坏死的组织（图 2-4-3），并附有多量淡黄绿色的黏脓性分泌物（用医用棉签采取后，在自然光下，易于观察到分泌

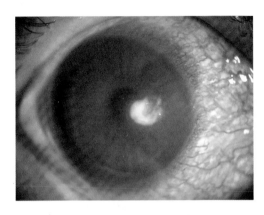

图 2-4-1　铜绿假单胞菌性角膜炎
（轻度）

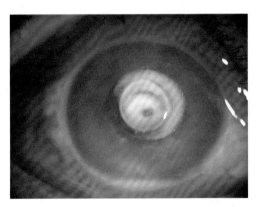

图 2-4-2　铜绿假单胞菌性角膜炎
（中度）

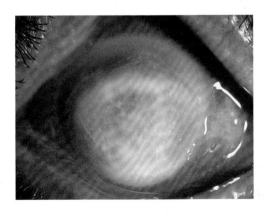

图 2-4-3　铜绿假单胞菌性角膜炎
（重度）

物的黄绿色)。

(3) 感染早期(1~3 天)即有明显的前房积脓。

【诊断】

根据危险因素、急性发病,且极迅速的病情发展、脓性角膜溃疡形成、带有黄绿色的黏脓性分泌物,以及前房反应重等特点,可确立临床诊断。明确病因诊断,需依靠微生物实验室检查。

【治疗】

一般选用第三代或第四代氟喹诺酮类抗生素,如左氧氟沙星滴眼液,或加替沙星及莫西沙星作为首选治疗药物,同时联合 1% 妥布霉素或 5% 头孢他啶滴眼液频繁点眼,连续 48~72 小时(昼夜不间断),病情控制后酌情减少点眼次数(图 2-4-4,图 2-4-5)。

如果为重度角膜溃疡或伴有明显的前房积脓,不易吸收时,可联合结膜下注射妥布霉素 20mg 或头孢他啶 100mg,每日 1 次,连续 2~3 天(图 2-4-6,图 2-4-7)。

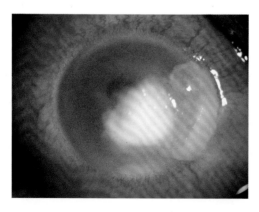

图 2-4-4 铜绿假单胞菌性角膜炎

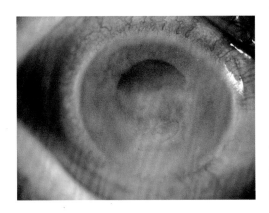

图2-4-5 同一病人治疗后角膜溃疡愈合

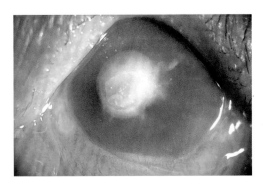

图2-4-6 铜绿假单胞菌性角膜炎（治疗前）

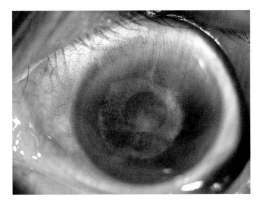

图2-4-7 同一病人治疗后(清创＋羊膜移植）

药物治疗 48~72 小时后仍不能有效控制感染的病人,应及早手术治疗(图 2-4-8,图 2-4-9)。

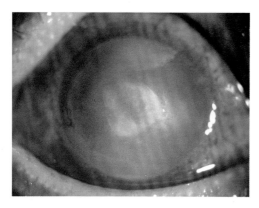

图 2-4-8 铜绿假单胞菌性角膜炎(治疗前)

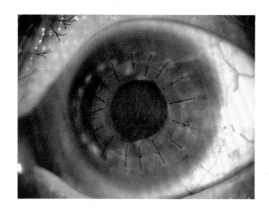

图 2-4-9 同一病人角膜移植术后

第五节 莫拉菌性角膜炎

【病因】

该菌在干热地区常见,与铜绿假单胞菌、肺炎链球菌以及金黄色葡萄球菌,同为最常见的角膜炎致病菌。除引起角膜炎外,也常引起睑缘炎、结膜炎及泪道的炎症。

【病理机制】

该菌属可产生蛋白酶与内毒素,分解破坏角膜的组织,其一些菌株能够产生类似磷脂酶、透明质酸酶及溶血毒素。

【临床表现】

莫拉菌性角膜炎的病灶特点:

(1) 常为局灶性、浅表的角膜浸润,形状不规则(图 2-5-1)。

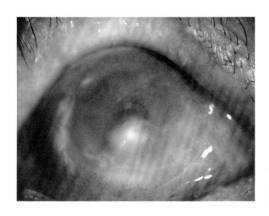

图 2-5-1　莫拉杆菌性角膜炎

(2) 不同于铜绿假单胞性角膜溃疡,莫拉菌引起的角膜溃疡与正常角膜的边界一般较清楚。

(3) 多数菌株引起的角膜溃疡形成缓慢,前房反应轻(但也应注意,有少数菌株可迅速导致角膜深基质脓疡,甚至导致角膜穿孔)(图 2-5-2)。

【诊断】

依据危险因素及临床表现难以作出该菌感染的诊断,病因诊断依靠

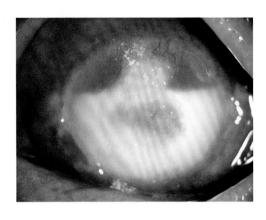

图 2-5-2 莫拉杆菌性角膜炎(重度)

微生物检查结果。

【治疗】

莫拉杆菌对大多数抗生素均敏感。通常首选:

(1) 第三代氟喹诺酮类(如氧氟沙星及左氧氟沙星),或第四代氟喹诺酮类抗生素(如加替沙星及莫西沙星)。

(2) 头孢菌素类抗生素(如头孢他啶)。

第六节　链球菌性角膜炎

【病因】

链球菌常存在于健康人的鼻腔、咽喉部位。根据细菌胞壁含有的称为 C-物质中多聚糖抗原的不同,又可将链球菌分为 A、B、C 及 D 等 18 组,其中以 A 组致病性最强,也称为化脓性链球菌。

在眼部感染中,以 A、D 组以及甲型溶血性链球菌最为多见。该菌除引起角膜炎外,还可导致许多其他眼部的感染。

【病理机制】

链球菌可产生多种毒素,主要有溶血毒素和红疹毒素。溶血毒素具有细胞毒性,红疹毒素为一种外毒素。同时,链球菌可产生酶类,主要有链激酶和透明质酸酶。链激酶能使纤维蛋白溶酶原激活成为纤维蛋白溶酶,使纤维蛋白溶解,透明质酸酶分解细胞外基质,有利于细菌的扩散。

【临床表现】

在链球菌导致的角膜炎中,甲型溶血性链球菌引起的角膜病灶往往比较局限,病程进展缓慢,前房反应较轻(图 2-6-1)。

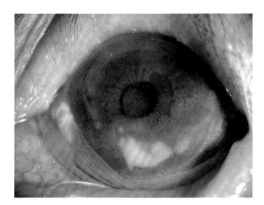

图 2-6-1　链球菌性角膜炎

乙型溶血性链球菌感染导致的角膜炎临床表现最为严重,多数病人表现为眼睑水肿、眼部混合充血、角膜脓疡形成,以及明显前房积脓(图 2-6-2)。

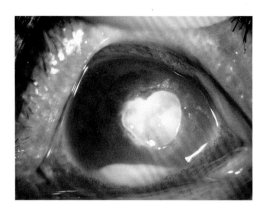

图 2-6-2　链球菌性角膜炎（重度）

【治疗】

链球菌对大多数氨基苷类和氟喹诺酮类抗生素均耐药,因此,临床怀疑链球菌感染时,可选用以下抗生素:

（1）青霉素（用前皮试）,如果青霉素过敏时,选用红霉素。

（2）磺胺类药物（10%~30% 磺胺醋酰钠及 4% 磺胺嘧啶）。

（3）严重的角膜溃疡可选择万古霉素（局部与全身应用）。（图 2-6-3,图 2-6-4）

在药物治疗效果不佳时,应考虑手术治疗。

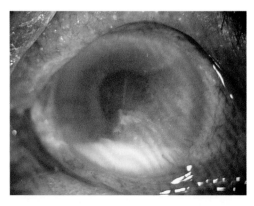

图 2-6-3　链球菌性角膜炎（治疗前）

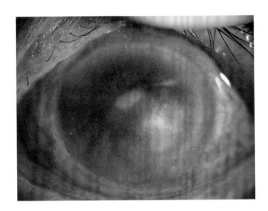

图 2-6-4　同一病人治疗后

第七节　沙雷菌性角膜炎

【病因】

　　沙雷菌属,属于肠道细菌,常存在于土壤、水和食物中,革兰氏染色阴性。导致眼部感染最多见的为角膜炎和眼内炎。该菌引起的角膜感染多有危险因素存在,如配戴角膜接触镜、眼睑闭合不全、角膜异物以及长期应用糖皮质激素等。近年来,已经发现该菌对多种抗生素均产生耐药,应该引起临床的注意。

【病理机制】

　　一般情况下,沙雷菌很难侵入正常的角膜组织。只有当角膜上皮屏障作用被破坏时,细菌可侵入角膜基质内繁殖。其导致的角膜感染的程度与分泌蛋白水解酶的分泌量呈正相关,致病性强的毒株产生的蛋白水解酶量多,引起的角膜溶解坏死反应明显。

【临床表现】

角膜炎多见于配戴软性角膜接触镜及患糖尿病的高龄病人。沙雷菌导致角膜感染的病灶特点为：

(1) 早期表现为角膜上皮的糜烂。

(2) 随病情发展，发生角膜大面积的溃疡（图 2-7-1，图 2-7-2）。

(3) 前房积脓有时可呈红色（有些菌株可产生红色或粉红色色素）。

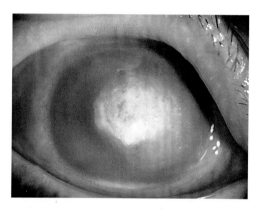

图2-7-1 角膜接触镜引起沙雷菌性角膜炎

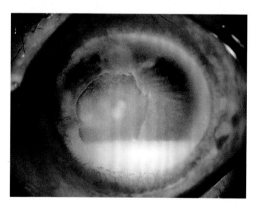

图2-7-2 沙雷菌性角膜炎（重度）

【诊断】

根据危险因素及角膜化脓性病灶可以作出临床初步诊断。依据微生物检查明确病因诊断。

角膜涂片细胞学检查中,可见革兰氏染色阴性小杆菌;细菌培养后,利用糖酵解实验、明胶酶及 DNA 酶分解实验可进行细菌菌种鉴定。

【治疗】

沙雷菌对氟喹诺酮类及氨基苷类抗生素均敏感,一般选用:

(1)氧氟沙星,或左氧氟沙星,或加替沙星,或莫西沙星联合 1% 妥布霉素滴眼液点眼(24~72 小时内频繁点眼)。

(2)氟喹诺酮类抗生素联合应用第三代头孢类抗生素,如联合应用 5% 头孢他啶(图 2-7-3,图 2-7-4)。

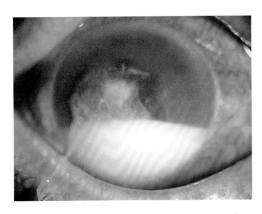

图 2-7-3 沙雷菌性角膜炎(治疗前)

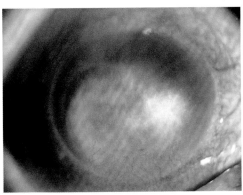

图 2-7-4 同一病人治疗后

（3）对于药物治疗无效的病人，应及时手术治疗（图 2-7-5，图 2-7-6）。

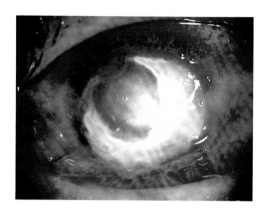

图 2-7-5   沙雷菌性角膜炎（手术前）

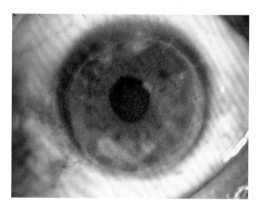

图 2-7-6   同一病人角膜移植术后

第八节   厌氧菌性角膜炎

【流行病学】

1957 年，Tsutsui J 报道了第一例梭状芽孢杆菌性角膜炎。Jones 等分析了 243 例角膜炎标本，29 例为厌氧菌培养阳性，其中最多见的为丙酸杆菌属（共 8 例）。梁艳闯等报道了我国首例痤疮丙酸杆菌性角膜炎病例。

迄今为止,国内尚无厌氧菌性角膜炎相关的流行病学报道。

导致角膜厌氧菌感染的主要危险因素包括:

(1) 眼部疾病及手术史:为最常见的危险因素。Perry 等报道发现,在手术相关的角膜厌氧菌感染中,穿透角膜移植术后最常见。

(2) 眼部外伤:第二位常见的危险因素。

(3) 眼局部不合理使用糖皮质激素:Jones 等报道的 4 例厌氧菌性角膜炎中,3 例为局部不合理使用糖皮质激素所致。

(4) 配戴角膜接触镜:随着角膜接触镜的广泛使用,与之相关的厌氧菌性角膜炎病例数也在增多。

【病因】

根据细菌对氧分压的耐受情况,可将细菌分为:专性厌氧菌、微需氧菌、耐氧菌、兼性厌氧菌及专性需氧菌,通常将前三类合称为厌氧菌。多数厌氧菌为非致病菌。厌氧菌广泛存在于人体皮肤及与外界相通的体腔,如消化道、呼吸道以及泌尿生殖道,在正常人群的结膜囊中也可发现有厌氧菌存在。导致厌氧菌性角膜炎的最常见病原菌为:丙酸杆菌属、梭状芽孢杆菌属,以及消化链球菌属。

【病理机制】

厌氧菌的致病力主要依靠菌体表面物质、内毒素和多种毒性酶,如产气荚膜梭菌不仅具有细菌荚膜,以及神经氨酸酶和唾液酶等多种毒性酶,而且还可产生 α、β、γ 毒素,因此对组织具有强大的侵袭及破坏力。研究发现痤疮丙酸杆菌在感染角膜的过程中,还可诱发迟发型超敏反应。厌氧菌可经多种途径感染角膜,主要包括:

(1) 直接接触传播:病人可通过手与眼睛接触,将细菌带入眼表。

（2）飞沫传播：病原菌可通过喷嚏或咳嗽进入空气，随气溶胶进入眼表。

（3）直接植入：在外伤及眼部异物时，病原菌可通过致伤物或创伤口直接进入眼表。

【临床表现】

厌氧菌性角膜溃疡好发于儿童及老人，大多数病人小于 19 岁或大于 60 岁，多数为单眼发病。起病较为缓慢，多数为暴露于危险因素后的数日至数周，甚至数月后发病。

厌氧菌性角膜炎的临床表现无特异性，病人可有眼红、眼痛及畏光等症状。眼部表现为混合性充血；角膜上皮完整的情况下，角膜基质可出现边界清楚的致密性浸润病灶，可为孤立病灶或多发性病灶（图 2-8-1）；或形成角膜基质溃疡伴后弹力层皱褶；多数伴有不同程度的前房反应。

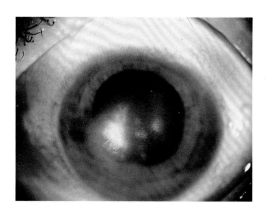

图 2-8-1　长期糖皮质激素应用后厌氧菌性角膜炎

临床上，尤其在手术后或外伤后，如果病人出现迁延性角膜深基质溃疡或脓疡（图 2-8-2），在实验室检查排除真菌及阿米巴感染后，应该考虑到厌氧菌感染的可能。积极地给予抗厌氧菌药物试验性治疗，其治疗效果也有助于临床诊断的确立。

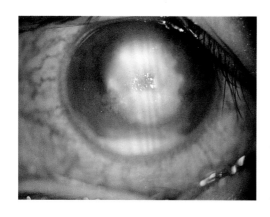

图 2-8-2　植物外伤后厌氧菌性角膜炎

【实验室检查】

1. 细菌厌氧培养　眼科医生送检厌氧菌培养时,应向实验室特殊说明。另外,由于厌氧菌可能与常见需氧菌混合感染,建议常规细菌培养与厌氧菌培养同步进行。

2. PCR　从角膜溃疡标本提取细菌 16s rDNA,体外扩增,变性梯度凝胶电泳,进行细菌特定 DNA 片段的检测。

【诊断】

由于本病起病缓慢,临床表现无特异性,因此诊断最主要依靠实验室检查。

根据作者经验,在以下情况下,发生迁延性、深基质角膜溃疡或脓疡时,应注意考虑厌氧菌感染的可能:

(1) 经透明角膜切口的手术后,迟发型角膜切口深层的感染。

(2) 板层角膜移植手术后,植片下的感染。

(3) 角膜深基质的植物性外伤,如栗子刺伤后。

(4) 角膜上皮层完整,感染位于深基质,前房反应重,常规抗生素效果不明显时,角膜激光共聚焦显微镜检查排除真菌感染的病人。

【治疗】

1. 药物治疗　常用的药物如下：

(1) 氯霉素。

(2) 头孢菌素类抗生素，如头孢唑林钠等。

(3) 红霉素：对有色素的普雷沃菌属、厌氧链球菌属、梭菌属、无芽孢的革兰阳性杆菌有效。

(4) 万古霉素：对产气荚膜梭菌感染有效。

根据作者的临床经验，在考虑厌氧菌角膜感染时可以参考以下治疗方案：① 2% 甲硝唑滴眼液点眼，每日 6~8 次，晚间用加替沙星凝胶；②加替沙星凝胶或滴眼液点眼，每日 6~8 次，晚间用加替沙星凝胶；③对于中重度感染的病人，建议用 2% 甲硝唑滴眼液与加替沙星滴眼液联合应用（图 2-8-3，图 2-8-4）。

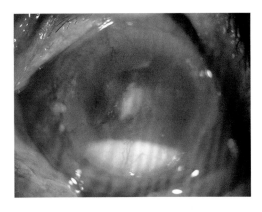

图 2-8-3　白内障术后痤疮丙酸杆菌性角膜炎（治疗前）

对于炎症部位较深，或前房反应较重的病人，滴眼的同时，可以口服甲硝唑 0.2g，每日 3 次，连续服用 1~2 周（图 2-8-5，图 2-8-6）。

对于恢复期的病人，在应用抗生素的同时，可加用 0.1% 或 0.02% 氟

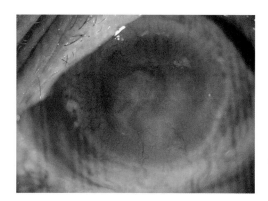

图 2-8-4 同一病人治疗后

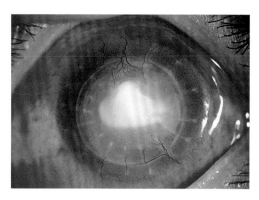

图 2-8-5 角膜移植术后厌氧菌性角膜炎(治疗前)

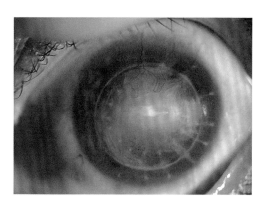

图 2-8-6 同一病人治疗后

米龙,每日 2~3 次。

2. 手术治疗 对于药物不能控制的病例,应进行手术治疗,最常采用的是穿透性角膜移植手术。

第九节　非结核分枝杆菌性角膜炎

【流行病学】

1965 年 Turner 和 Stinson 报道了第一例非结核分枝杆菌（NTM）性角膜炎病例，并鉴定为偶发分枝杆菌感染。Reviglio 于 1998 年报道了首例 LASIK 术后 NTM 角膜炎，梁庆丰等报道了我国首例 NTM 角膜炎病例。

大多数 NTM 角膜炎的发生与角膜手术、外伤及配戴角膜接触镜有关。文献报道角膜屈光手术术后，感染性角膜炎的发病率为 0.1%~0.2%，其中 NTM 是最多见的致病微生物之一。

【病因】

非结核分枝杆菌，又称非典型分枝杆菌，抗酸染色阳性。该菌在自然环境中广泛存在。NTM 属于需氧菌，胞壁脂质成分多，故对理化因素（如化学消毒剂、低温等）有较强的抵抗力。引起角膜感染以偶发分枝杆菌及龟分枝杆菌最常见。

【病理机制】

NTM 不含有内、外毒素及胞外侵袭性酶，也不具有抗吞噬作用的荚膜，其毒力因子及组织破坏的机制目前尚不十分明确。术后 NTM 感染可能与以下因素有关：

（1）NTM 细胞壁的脂质中含有索状因子，可破坏角膜组织。

（2）NTM 种植到角膜瓣下，术后常规局部使用激素，抑制了细胞介导的免疫反应，有利于细菌的繁殖。

（3）NTM 对眼科常规预防应用的抗生素不敏感。

【临床表现】

NTM 角膜炎的发病呈亚急性或慢性过程,平均潜伏期 2~3 周,少数病人也可在术后几天发病。

NTM 角膜炎的病灶特征为:

（1）感染早期,角膜上皮下圆点状浸润或基质内灰白浸润,或角膜瓣下多灶性圆点状浸润,边界不规则呈羽状(图 2-9-1,图 2-9-2)。

（2）随病情进展,角膜病灶可融合形成瓣下脓疡,严重者浸润区角膜

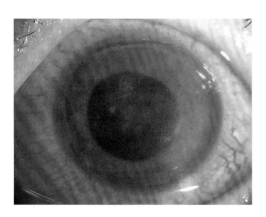

图2-9-1　角膜屈光手术后角膜NTM感染(多灶性浸润)

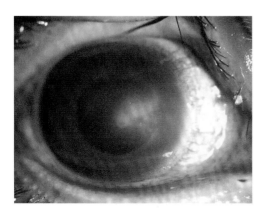

图2-9-2　角膜屈光手术后角膜NTM感染(角膜溃疡)

瓣可灶性坏死,角膜瓣游离浮起。

(3) 部分迁延性角膜感染的病人,可出现结晶样角膜病变。

(4) 中、重度病人常伴有明显的前房反应。

【诊断】

在危险因素作用下,1~3 周后起病(少数病人可以在手术后 3~5 天起病),角膜出现多灶性圆点状浸润,应高度怀疑 NTM 角膜炎(图 2-9-3)。病因诊断主要依靠实验室检查。

【实验室检查】

1. 细菌培养 NTM 培养时间比普通细菌要长,判定结果一般需 2 周以上。另外,建议同时送检常规细菌培养。

2. PCR 诊断 可快速、准确地进行病菌诊断和菌种鉴定,一般在 2 小时即可完成检测,并具有高度特异性和敏感性。但是需要实验室具有认证的标准 PCR 实验平台才能提供临床诊断。

【治疗】

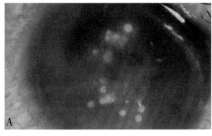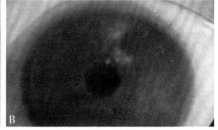

图 2-9-3 准分子手术后,双眼角膜非结核杆菌感染

A. 右眼;B. 左眼

(感谢北京协和医院李莹教授提供病人外眼图片)

1. 药物治疗

(1) 早期轻症病人的治疗

1) 方案 a：首选阿米卡星滴眼液，浓度一般为 1%~2%，每 30 分钟 1 次，连续使用 48 小时之后减量。

2) 方案 b：选择氟喹诺酮类抗生素如 0.3% 或 0.5% 加替沙星，每 30 分钟 1 次，连续使用 48 小时之后减量。其对角膜的毒性低于氨基苷类抗生素。

(2) 中、重度病人的治疗

1) 方案 a：联合阿米卡星与加替沙星或左氧氟沙星滴眼液频繁点眼治疗，同时给予结膜下注射阿米卡星 20mg，每日 1 次，连续 3~5 天。

同时给予静脉滴注阿奇霉素，500mg/d，连续 3~7 天；或口服阿奇霉素，每次 500mg，每日 2 次，疗程 1 周；或口服克拉霉素，每次 500mg，每日 2 次，疗程 1 周。

2) 方案 b：联合 1% 阿米卡星与 1% 克拉霉素滴眼液或 1% 阿奇霉素滴眼液频繁点眼。

同时给予结膜下注射阿米卡星 20mg，每日 1 次，连续 3~5 天。

同时给予静脉滴注阿奇霉素，500mg/d，连续 3~7 天；或口服阿奇霉素，每日 500mg，每日 2 次，疗程 1 周；或口服克拉霉素，每次 500mg，每日 2 次，疗程 1 周。

3) 方案 c：上述药物治疗的同时，用 1% 阿米卡星滴眼液，或 1% 克拉霉素滴眼液，或 0.3% 加替沙星滴眼液，进行角膜瓣下病灶的冲洗，每次冲洗时间为 5~10 分钟。

对于疏松的角膜瓣已经不能与角膜基质附着、药物治疗及角膜瓣下冲洗治疗病情不缓解的病人，可考虑进行角膜瓣切除（图 2-9-4，图 2-9-5）。

对于感染已经累及角膜瓣下的深基质层时，且药物控制不满意的病人，及时行板层或穿透性角膜移植。

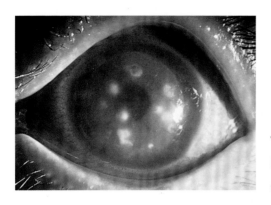

图 2-9-4 角膜屈光手术后 NTM 感染（手术前）

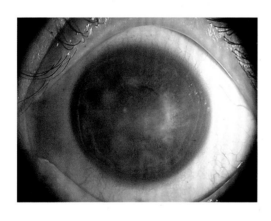

图 2-9-5 角膜屈光手术后 NTM 感染（瓣切除后）

第十节 诺卡菌性角膜炎

【病因】

诺卡菌属于放线菌科，其特征介于细菌和真菌之间，广泛存在于土壤、草木等自然界中。该菌生长过程中会发出细长的菌丝，菌丝断裂后，菌体呈短杆状或球状，革兰氏染色阳性，为需氧菌。除了引起角膜感染外，放线菌还可导致结膜炎、泪腺炎、葡萄膜炎、眼内炎和巩膜扣带的感染。

【病理机制】

在细菌性角膜炎中,诺卡菌导致的角膜感染所占比例不足百分之一。该菌为专性细胞内生长的细菌,可在吞噬细胞内繁殖。诺卡菌不产生外毒素,菌壁含有脂肽和脂多糖成分,繁殖速度较慢。宿主的体液免疫与细胞免疫均参与了病理过程。

【临床表现】

诺卡菌角膜感染往往继发于轻微角膜损伤后,或配戴角膜接触镜。角膜炎起病较缓慢,病程易迁延。

诺卡菌性角膜炎的病灶特征:

(1) 早期表现为点状角膜上皮病变。

(2) 随着病情发展,角膜基质浸润,或浅层角膜溃疡形成,溃疡底部灰白粗糙,溃疡边缘有坏死组织呈花饰状。

(3) 严重的病例可形成角膜深层溃疡或基质脓疡,并有卫星灶出现;未能及时诊治的病人,可出现后弹力层膨出或角膜穿孔。

(4) 严重的病例常并伴有前房炎性反应,或前房积脓。

【诊断】

诺卡菌性角膜炎的诊断主要依靠实验室检查。

实验室检查主要包括:

(1) 微生物检查:角膜刮片细胞学检查与诺卡菌培养。临床医生送检角膜诺卡菌培养时,应在化验单上注明标本需要诺卡菌培养,或向实验室特殊说明。

(2) 角膜激光共聚焦显微镜检查:有文献报道利用角膜激光共聚焦显微

镜可查见诺卡菌菌丝样结构,但是其临床实际诊断意义仍待进一步研究证实。

【治疗】

1. 药物治疗

(1) 方案 a:一般情况下,眼局部可首选磺胺类药物(10%~30% 磺胺醋酰钠,或 4% 磺胺嘧啶)局部应用,同时联合全身磺胺类药物治疗(如磺胺嘧啶、磺胺甲噁唑及三联磺胺)(图 2-10-1,图 2-10-2)。

(2) 方案 b:对于严重病例,联合口服多西环素,每次 100mg,每日 2 次,连续 1 周;或口服四环素;或口服氨苄西林每次 0.25~1.0g,每日 4 次(图 2-10-3,图 2-10-4)。

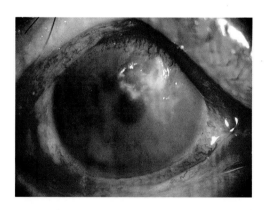

图 2-10-1 诺卡菌性角膜炎(轻度)

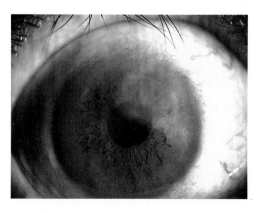

图 2-10-2 同一病人治疗后

（3）方案 c：对于耐药菌株感染，以上药物治疗效果欠佳的病人，可选用 0.5%~1% 阿米卡星滴眼液点眼，同时给予阿米卡星 20mg 结膜下注射，每日 1 次，连续 3~5 天。

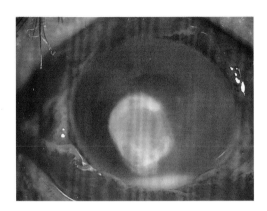

图 2-10-3 诺卡菌性角膜炎（中度）

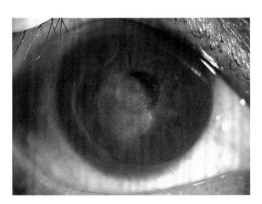

图 2-10-4 同一病人治疗后

2. 手术治疗 有角膜后弹力层膨出或穿孔倾向的病人，可行结膜瓣遮盖，或羊膜遮盖，或角膜移植（图 2-10-5，图 2-10-6）。

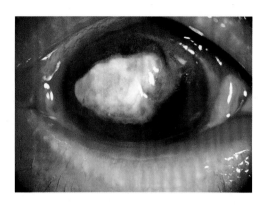

图 2-10-5 诺卡菌性角膜炎(重度)
(局部病灶切除 + 羊膜遮盖)

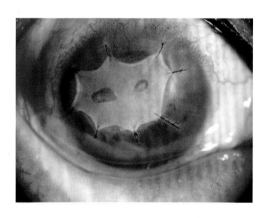

图 2-10-6 同一病人手术治疗后

第十一节 细菌性角膜炎的预防

《临床指南》中所给出的预防细菌性角膜炎的措施主要是针对角膜接触镜配戴者提出的,包括角膜接触镜配戴者的教育和角膜接触镜的护理。在我国,尽管这些预防措施主要是由视光师或验配人员实施,但是眼科医生了解其主要内容,也有助于临床对细菌性角膜炎的预防。

对于角膜接触镜配戴者,预防细菌性角膜炎的主要环节包括:戴镜和摘镜前洗手、定期清洗镜片及清洗与更换镜盒、避免过夜配戴,以及发现眼部不适及时就诊。

在临床实际工作中,对于外伤、手术后、配戴角膜接触镜、迁延性眼表疾病及全身代谢性疾病病人,应特别注意细菌性角膜炎的预防。

1. 外伤　尤其是植物性外伤,是铜绿假单胞菌、金黄色葡萄球菌等急性化脓性细菌感染的主要危险因素;当角膜基质深层异物伤后、或深层基质内异物存留时应注意发生厌氧菌感染的可能。

2. 配戴角膜接触镜　尤其是过夜配戴,或用不洁液体(自来水或唾液等)清洗镜片,容易导致铜绿假单胞菌与沙雷菌的感染。由于晚间眼睑闭合后,结膜囊温度升高、pH 偏酸性,以及代谢产物聚集等因素,均有利于细菌繁殖,所以夜间配戴角膜接触镜者应特别注意预防感染的发生。

3. 眼科手术　尤其是涉及角膜切口,或容易导致角膜上皮暴露损伤的手术(如上睑下垂手术和眼睑缺损修补手术等),术后预防角膜细菌感染尤为重要。近年来,随着白内障手术透明角膜切口的普遍应用,术后角膜切口的细菌感染,尤其是厌氧菌感染值得注意。

4. 眼表及角膜疾病　由于麻痹性角膜溃疡、神经营养性角膜病变,以及严重的干眼等容易导致迁延性角膜上皮缺损或角膜溃疡形成,长期暴露的角膜基质组织极易发生细菌的感染,而且,由于眼表局部防御与修复能力的下降(如角膜神经受损,泪液缺乏,以及角膜组织修复功能障碍等),一旦遭受细菌感染,对角膜组织的破坏更为严重。

5. 全身代谢性疾病　尤其是糖尿病的病人,眼表的屏障功能本身就脆弱,而且,由于角膜组织能量代谢障碍,角膜修复能力明显下降,加之角膜神经病变导致角膜知觉下降,因此其容易发生细菌感染。另外,全身自身免疫性疾病,如干燥综合征、类天疱疮以及 Stevens-Johnson 综合征等病人,当眼表受损时,也应注意预防细菌性角膜炎的发生。

参考文献

1. 王智群,孙旭光,金秀英.左旋氧氟沙星对眼部细菌感染的药敏试验观察.中国实用眼科杂志,2000,18(10):642-643.

2. 滕旭,孙旭光,王智群,等.角膜塑形术致奴卡菌性角膜炎一例.中华眼科杂志,2002,38(1):20-20.

3. 孙旭光,金秀英,王智群,等.角膜塑型术相关性角膜感染的病因学分析.中华眼视光学与视觉科学杂志,2002,04(1):35-36.

4. 孙旭光,王智群,陈琳,等.细菌感染性眼病病原学分析(1989-1998).Chinese Medical Journal,2002,115(6):933-935.

5. 孙旭光,王智群,罗时运,等.细菌性角膜炎病原学分析.中华眼科杂志,2002,38(5):292-294.

6. 孙旭光,王智群,罗时运,等.眼结膜囊培养细菌病原学分析.眼科新进展,2002,22(1):23-24.

7. Sun W,Wang Z,Chen L,et al. Etiological analysis on bacterial ocular disease in northern China(1989-1998). Chinese Medical Journal,2002,115(6):933-935.

8. 孙旭光,王智群,李然,等.眼部体外培养细菌对常用氟喹诺酮类药物敏感性的研究.中华眼科杂志,2003,39(3):163-166.

9. 孙旭光.细菌性角膜炎诊治进展.中国医刊,2003,38(6):59-61.

10. Sun X,Deng S,Li R,et al. Distribution and shifting trends of bacterial keratitis in north China(1989－98). British Journal of Ophthalmology,2004,88(2):165-166.

11. 梁庆丰,李莹,邓世靖,等.准分子激光原位角膜磨镶术后非结核分枝杆菌性角膜炎一例.中华眼科杂志,2005,41(2):186-187.

12. 梁艳闯,孙旭光.眼部厌氧菌感染.国际眼科纵览,2005,29(2):79-82.

13. 梁庆丰,孙旭光.激光原位角膜磨镶术后非结核分枝杆菌性角膜炎的研究现状.中华眼科杂志,2005,41(5):477-480.

14. 梁庆丰,王智群,李然,等.加替沙星治疗非结核性分枝杆菌性角膜炎的实验研究.中华实验眼科杂志,2006,24(5):530-533.

15. 王丹,孙旭光.铜绿假单胞菌性角膜炎.国际眼科纵览,2006,30(6):398-401.

16. 周玉梅,孙旭光.眼部放线菌感染研究.国际眼科纵览,2006,30(4):258-262.

17. Sun X,Zhao H,Deng S,et al. Infectious keratitis related to orthokeratology. Ophthalmic & Physiological Optics,2006,26(2):133-136.

18. 赵慧英,孙旭光.厌氧菌性角膜炎.中华实验眼科杂志,2006,24(2):216-218.

19. Liang Q F,Sun X G,Li Y,et al. Bilateral nontuberculous mycobacterial keratitis after laser in situ keratomileusis. 中华医学杂志(英文版),2007,120(21):1935.

20. 梁艳闯,王智群,李然,等.细菌性角膜炎病原学及耐药性分析.中华实验眼科杂志,2007,25(4):306-309.

21. 王丹,梁庆丰,王智群,等.铜绿假单胞菌性角膜炎的细菌基因分型与体外药物敏感性研究.眼科,2007,16(3):179-183.

22. 殷晓棠,罗时运,李然,等.放线菌性角膜炎5例临床分析.眼科,2007,16(3):191-194.

23. 王智群,李然,罗时运,等.多重细菌感染性眼病病原学分析.眼科,2007,16(1):55-58.

24. Yin X,Liang S,Sun X,et al. Ocular nocardiosis:HSP65 gene sequencing for species identification of Nocardiaspp.. American Journal of Ophthalmology,2007,144(4):570.

25. 梁艳闯,王智群,李然,等.厌氧菌性角膜炎致病机制的实验研究.眼科,2007,16(5):357-360.

26. 黎黎,梁艳闯,张琛,等.化脓性角膜炎病原学分析.眼科新进展,2008,28(10):749-753.

27. Chen Zhang,Yanchuang Liang,Shijing Deng,et al. Distribution of bacterial keratitis and emerging resistance to antibiotics in China from 2001 to 2004. Clinical Ophthalmology,2008,2(3):575-579.

28. Chao J,Yumei Z,Zhiqun W,et al. Multidrug-resistant bacteria induce recurrent keratoconjunctivitis in a patient with common variable immunodeficiency:case report and literature review. Cornea,2013,32 Suppl 1(11):S39.

29. 张阳,王智群,孙旭光.2007-2013年角膜铜绿假单胞菌感染的细菌耐药性分析.

眼科,2014,(6):384-387.

30. PK Mukherjee,PreetiBandyopadya.Ocular Microbiology.India:JAYPEE-HIGHLIGHTS Medical Publisher,2010.

31. Jay S.Pepose,Gary N. Holland,Kirk R. Wilhelmus.Ocular Infection & Immunity,MarylandHeights:Mosby,1991.

32. 美国眼科学会.眼科临床指南.中华医学会眼科学分会,组织编译.第2版.北京:人民卫生出版社,2013:459-491.

33. 陈祖基.实用眼科药理学.北京:中国科学技术出版社,1993.

34. 中华医学会眼科分会角膜病学组感染性角膜病临床诊疗专家共识(2011年),中华眼科杂志,2012,48(1):72-75.

35. 陈祖基.眼科临床药理学.北京:化学工业出版社,2002.

36. 刘锡光.现代诊断微生物学.北京:人民卫生出版社,2002.

索引